REFLUX UND
SODBRENNEN
KOCHBUCH

Der ultimative Leitfaden zur natürlichen und stressfreien Linderung von Sodbrennen. Inkl. 28-Tage-Ernährungsplan und 100 einfacher, köstlicher Rezepte.

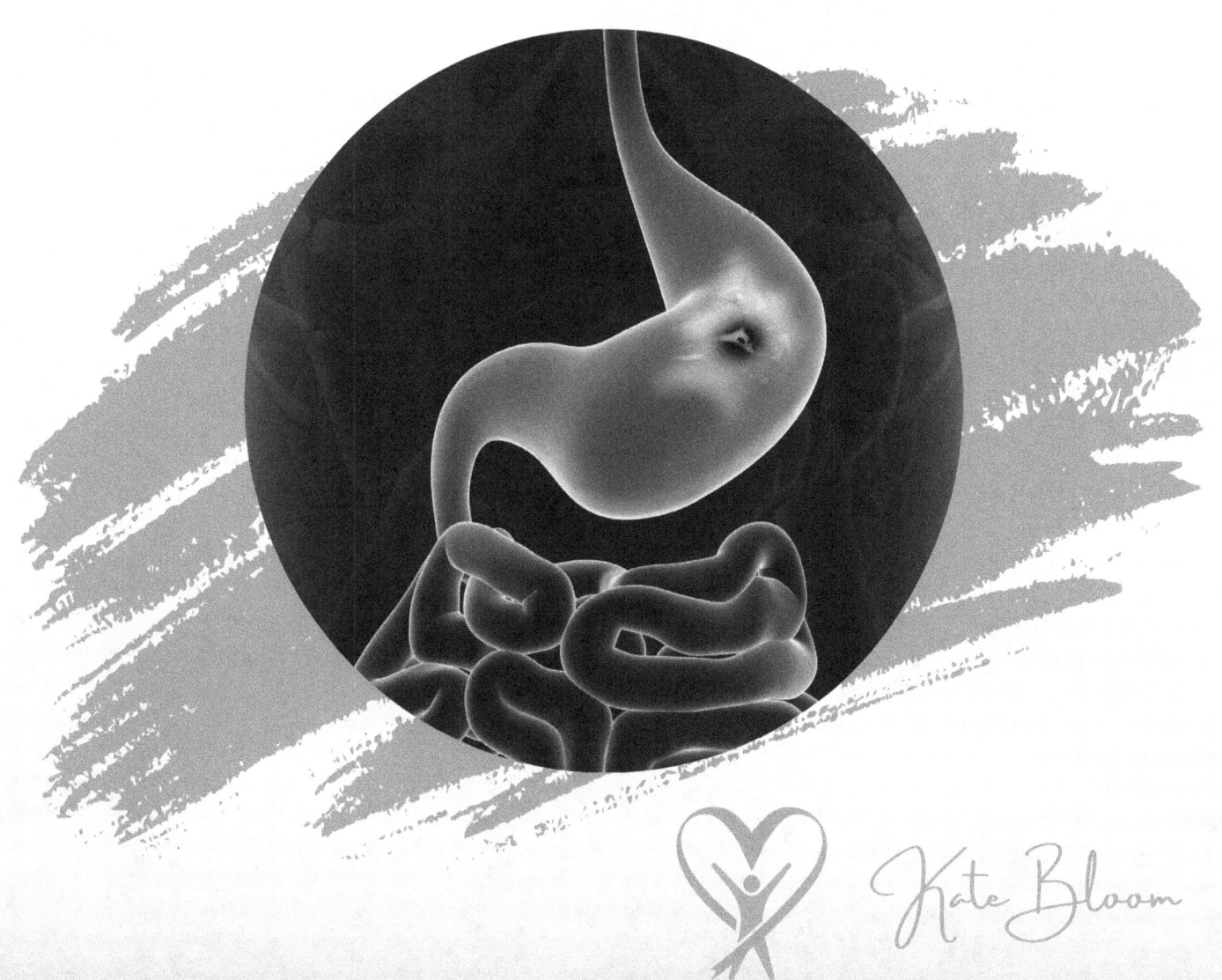

Kate Bloom

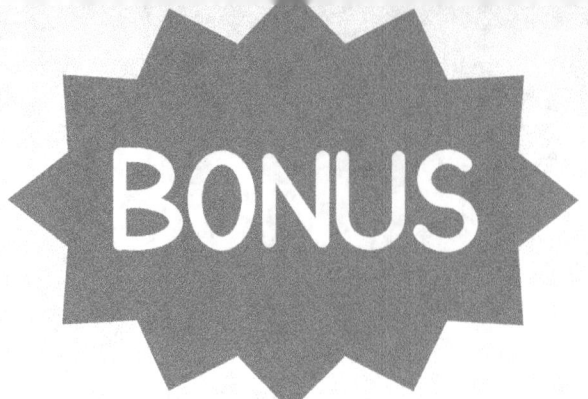

IHRE LÖSUNG FÜR REFLUX

☑ **Leckere Ersatzlebensmittel**

☑ **Definitive Liste der erlaubten und zu vermeidenden Lebensmittel**

☑ **Einfach zu befolgender 28-Tage-Diätplan + Detaillierte Einkaufsliste**

SCANNEN SIE DEN QR-CODE AM ENDE DES BUCHES UND

HOLEN SIE SICH JETZT IHREN BONUS!

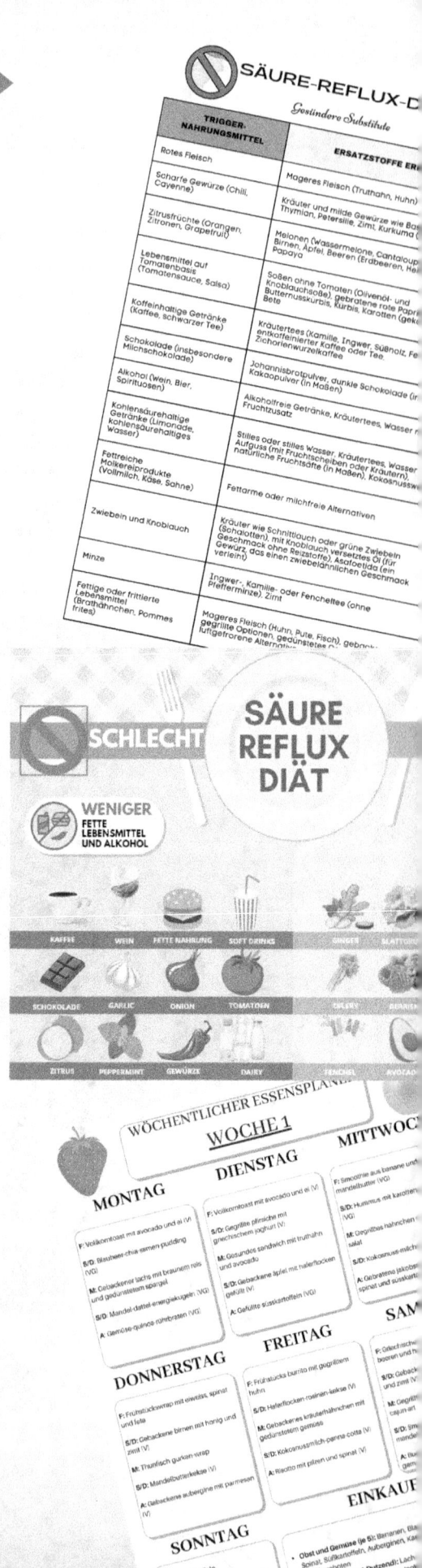

DANKE, DASS SIE MEIN BUCH GEKAUFT HABEN!

WENN ES IHNEN GEFALLEN HAT, WÜRDE ICH MICH ÜBER EINE BEWERTUNG AUF AMAZON FREUEN

—

Wenn Sie irgendwelche Bedenken haben, senden Sie mir bitte eine E-Mail an:

cc.customerkdp@gmail.com

Meine Hoffnung ist es, qualitativ hochwertige Produkte zu schaffen, mit denen jeder zufrieden ist.

PORTRÄT DES AUTORS

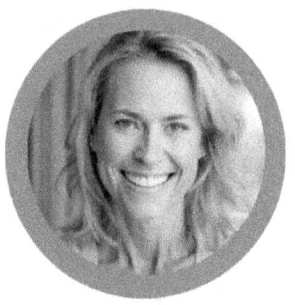

Die Ernährungs- und Wellness-Spezialistin **Kate Bloom** hat ihre Karriere der Unterstützung von Menschen gewidmet, die ein gesünderes Leben ohne die Symptome verschiedener Magen-Darm-Erkrankungen führen wollen. Als überzeugte Verfechterin der heilenden Wirkung von Lebensmitteln hat Kate Bloom ihren persönlichen Weg und ihr Fachwissen kombiniert, um Ratgeber, Kochbücher und maßgeschneiderte Ernährungspläne zu veröffentlichen. Ihre Arbeit gibt Millionen von Menschen auf der ganzen Welt Hoffnung, die täglich mit diesen Gesundheitsproblemen zu kämpfen haben.

Da sie aus einer Familie von Medizinern stammt, war Kate schon immer von den komplexen Zusammenhängen der menschlichen Gesundheit fasziniert. Ihre wahre Berufung fand sie jedoch in ihren Gesundheitsproblemen als Teenager. In einer Zeit, die normalerweise von Unbeschwertheit und Spaß geprägt ist, kämpfte Kate mit anhaltendem Sodbrennen, saurem Reflux und aufkommenden Verdauungsproblemen, die ihr soziales Leben stark beeinträchtigten.

Seit diesen frühen Herausforderungen ist Kate unermüdlich auf der Suche nach einem Verständnis für den Zusammenhang zwischen Ernährung und Gesundheit. Ihre Mission ist klar: Sie will andere dazu befähigen, ihre Gesundheit und ihr Wohlbefinden selbst in die Hand zu nehmen. Dies erreicht sie, indem sie ihr Wissen, ihre Lebenserfahrungen und ihre kulinarischen Fähigkeiten mit anderen teilt. Ihre Texte sind aufschlussreich, absichtlich einfach und direkt und zielen darauf ab, komplexe Ernährungskonzepte für ihre Leser zu vereinfachen und praktische, umsetzbare Ratschläge zu geben.

Heute ist Kate frei von den Symptomen, die sie einst plagten - ein Beweis für die Wirksamkeit der Strategien und Rezepte, die sie in ihren Büchern vorstellt. In ihrer Freizeit experimentiert sie weiterhin mit neuen Rezepten und ist entschlossen zu beweisen, dass Diätbeschränkungen nicht zu faden und uninteressanten Mahlzeiten führen müssen.

Kate Bloom

EINFÜHRUNG IN DEN SAUREN REFLUX

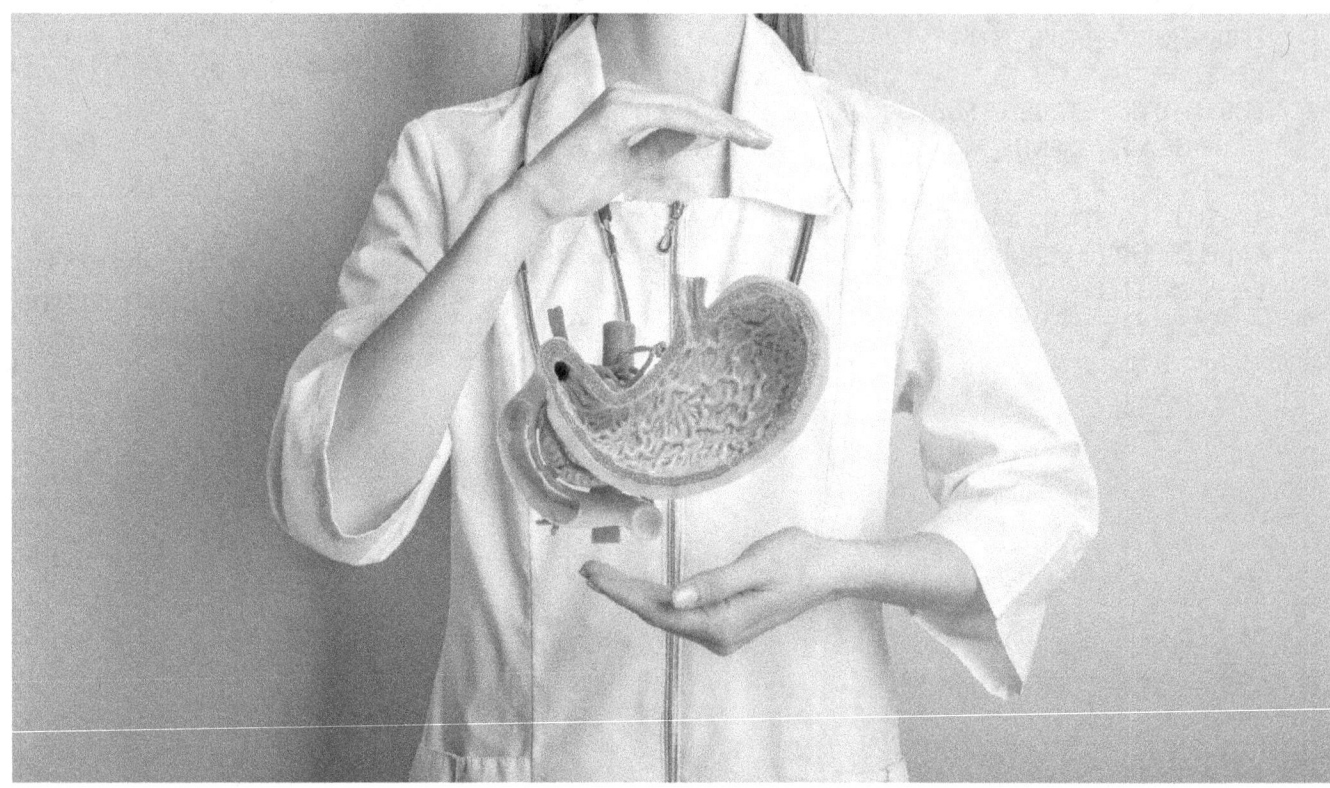

Unter saurem Reflux versteht man den Rückfluss von Magensäure aus dem Magen in die Speiseröhre über den unteren Ösophagussphinkter (LES). Dies führt häufig zu dem berüchtigten brennenden Gefühl, das als Sodbrennen bekannt ist, sowie zu anderen unangenehmen Begleiterscheinungen wie Aufstoßen, Husten und Keuchen.

Säurereflux ist eine häufige Erkrankung, die Sodbrennen oder brennende Beschwerden im unteren Brustbereich verursacht. Sie tritt auf, wenn sich Darmsäure in die Speiseröhre zurückstaut.

Wenn der saure Reflux mehr als zweimal pro Woche auftritt, wird er als gastroösophageale Refluxkrankheit (GERD) diagnostiziert.

GERD ist in den westlichen Ländern am weitesten verbreitet und betrifft schätzungsweise 20 bis 30 Prozent der Bevölkerung.

Die LES ist ein kreisförmiger Muskel, der die Passage zwischen der Speiseröhre und dem Magen öffnet und schließt, damit die Nahrung vom Mund in den Magen gelangen kann. Dieser Muskel zieht sich zusammen und schließt sich wieder, um zu verhindern, dass Magensäure in der Speiseröhre aufsteigt, dem Schlauch, der den Mund mit dem Magen verbindet.

Ein einzelner Fall von saurem Reflux ist unangenehm, aber wenn er regelmäßig auftritt, haben Sie möglicherweise ein größeres Problem. Häufiges Sodbrennen, Aufstoßen und Magenschmerzen im Liegen sind allesamt Symptome der gastroösophagealen Refluxkrankheit (GERD). Die ACG-Leitlinien definieren GERD als Symptome oder Komplikationen, die durch den Rückfluss von Mageninhalt in die Speiseröhre oder darüber hinaus in die Mundhöhle (einschließlich des Kehlkopfs) oder die Lunge entstehen.

Wenn bei Ihnen förmlich GERD diagnostiziert wurde oder Sie aufgrund dieser Beschreibung vermuten, dass Sie daran leiden, sollten Sie unbedingt einen Arzt aufsuchen und verstehen, dass Sie damit nicht allein sind. GERD ist eine der häufigsten Krankheiten, von der etwa einer von sechs Nordamerikanern betroffen ist.

Früher ging man davon aus, dass GERD nur bei Menschen über 50 auftritt. Neue Daten zeigen jedoch, dass die Krankheit immer häufiger bei Menschen in jüngeren Altersgruppen, insbesondere bei 30- bis 39-Jährigen, diagnostiziert wird.

Bei einigen Menschen kann es auch zu einem laryngopharyngealen Reflux (LPR) kommen, bei dem sich die Magensäure den Verdauungstrakt hinauf in Richtung Kehlkopf bewegt und Symptome hervorruft, die Halsschmerzen ähneln und daher eher unbemerkt oder unerkannt bleiben. Die Behandlungen für GERD und LPR sind sehr unterschiedlich und können Medikamente und in schweren Fällen auch eine Operation umfassen. Wie Sie in den folgenden Abschnitten sehen werden, können auch Ernährungs- und Lebensstilentscheidungen eine wichtige Rolle bei der Behandlung der Symptome und der Verbesserung Ihrer Lebensqualität spielen.

Wenn Sie unter saurem Reflux leiden, wissen Sie, dass dies keine angenehme Erfahrung ist. Das Problem ist, dass viele Menschen es ignorieren und ihr Leben weiterführen. Wenn Sie nur ab und zu unter saurem Reflux leiden, können Sie das tun. Wenn es jedoch häufig auftritt, sollte es nicht ignoriert werden.

Die meisten Menschen leiden irgendwann unter saurem Reflux und Sodbrennen. In diesen Fällen können Sie abwarten oder bei Bedarf ein rezeptfreies Medikament einnehmen. Wenn es häufig auftritt, sollten Sie handeln. Das untere Verdauungssystem ist der einzige Teil unseres Körpers, der für den Umgang mit Säure ausgelegt ist. Unsere Speiseröhre ist nicht dafür ausgelegt, Säure aufzunehmen und brennt daher. Sie kann auch Schäden an der Speiseröhre verursachen.

Wird der saure Reflux nicht behandelt, kann er zu Blutungen, Schluckbeschwerden, Entzündungen und sogar Krebs führen. Die entstehende Säure kann sogar die Zähne angreifen. Geschwüre im Rachen sind ebenso möglich wie eine Verengung der Speiseröhre. Eine Verengung tritt auf, wenn die Säure eine Vernarbung in der Speiseröhre verursacht. Wenn sich Narbengewebe ansammelt, verengt sich die Speiseröhre, was das Schlucken von Speisen und Getränken erschwert. Sie wird in der Regel durch einen Eingriff korrigiert, bei dem die Speiseröhre gedehnt wird.

Der Barrett-Ösophagus ist ein weiteres häufiges Problem bei Menschen mit chronischem Säurereflux. Diese Erkrankung betrifft 5 bis 10 % der Menschen, die an GERD leiden. Bei dieser Erkrankung kommt es zu präkanzerösen Veränderungen der Zellen in der Speiseröhre. Es gibt nur wenige Symptome und diese sind nicht sichtbar. Wenn Sie an GERD leiden, sollten Sie sich untersuchen lassen. Wenn der Arzt die abnormen Zellen frühzeitig entdeckt, können diese entfernt werden.

Wenn Sie Schmerzen im Hals haben, sollten Sie Ihren Arzt aufsuchen. Es ist immer besser, auf Nummer sicher zu gehen, als etwas zu bereuen. Sobald diese Symptome auftreten, benötigen Sie medizinische Hilfe, um den Schaden zu beheben. Ihr Arzt kann Sie in die richtige Richtung lenken, Ihnen Medikamente verschreiben oder einen Termin für einen Eingriff vereinbaren. Er wird besser verstehen, was vor sich geht. Wenn Sie also Zweifel haben, sollten Sie einen Arzt aufsuchen.

Das Ziel ist es, ehrlich zu sein und Sie über die möglichen Folgen zu informieren, wenn Sie Ihren sauren Reflux ignorieren. Sie wollen nie an den Punkt kommen, an dem Sie sich einem großen medizinischen Eingriff unterziehen müssen. Diese möglichen Folgen sind der Grund, warum es so wichtig ist, den sauren Reflux nicht zu ignorieren. Je eher Sie Ihren Lebensstil ändern und Hilfe und Rat suchen, desto besser. In den meisten Fällen lassen sich diese drastischen Situationen durch einige wenige Änderungen der Lebensweise und der Ernährung vermeiden.

SYMPTOME VON SAUREM REFLUX

Saurer Reflux kann nur gelegentlich oder regelmäßig auftreten. Sie haben eine gastroösophageale Refluxkrankheit (GERD), wenn Sie mehr als zweimal pro Woche unter saurem Reflux leiden. In den westlichen Ländern sind zwischen 20 und 30 Prozent der Bevölkerung von GERD betroffen.

Die Hauptsymptome von saurem Reflux sind Schmerzen oder Brennen in der Brust, Unwohlsein im Hals und saures Aufstoßen im Mund oder Rachen. Weitere Symptome sind ein Kloß im Hals und Schluckbeschwerden. Diese Symptome treten häufig beim Essen auf und verschlimmern sich, wenn man sich hinlegt.

Einige Symptome sind weniger häufig, können aber auch bei Ihnen auftreten. Dazu gehören anhaltender Husten, neues Asthma und Schlafstörungen. Diese Symptome treten auf, wenn Sie nachts unter saurem Reflux leiden. Säurereflux tritt häufig nachts auf, weil man sich hinlegt und er dadurch aufflammt.

Sodbrennen ist ein brennendes Gefühl in der Speiseröhre, das normalerweise hinter dem Brustbein zu spüren ist. Es kann im Unterleib beginnen und sich bis zum Hals oder Rachen ausbreiten. Wenn Sie sich hinlegen oder bücken, kann es Sie reizen. Es hält bis zu zwei Stunden an und verschlimmert sich nach dem Essen.

Wenn die bittere, säurehaltige Flüssigkeit in den Mund gespuckt wird, hinterlässt sie einen bitteren Geschmack und ein brennendes Gefühl. Weitere Symptome sind:

- Halsschmerzen und Schluckbeschwerden;
- Anhaltender trockener Husten;
- Heiserkeit am Morgen;
- Keuchen und Übelkeit;
- Kinder und Säuglinge können erbrechen, Husten und Atemprobleme haben;
- Schlechter Atem;
- Saurer Geschmack: Der saure Reflux kann den Mund sauer oder bitter machen. Außerdem kann ein brennendes Gefühl in Hals und Mund hinzukommen;
- Aufstoßen: Das Gefühl, dass Flüssigkeit, Nahrung oder Galle die Kehle hinauf- statt hinunterfließt, kann ebenfalls ein Symptom für sauren Reflux sein. In einigen schweren Fällen kann es sogar zum Erbrechen kommen;

- Dyspepsie: Die folgenden Gefühle treten bei Menschen auf, die von saurem Reflux betroffen sind: Völlegefühl, Sodbrennen, Übelkeit, Magenverstimmung, Erbrechen oder starkes Aufstoßen. Dyspepsie kann auch als Verdauungsstörung bezeichnet werden;
- Schwierigkeiten beim Schlucken: Auch Dysphagie genannt, von der jedes Jahr mindestens 1 von 25 Erwachsenen betroffen ist, ist ebenfalls ein Symptom von saurem Reflux.

URSACHEN FÜR SAUREN REFLUX

Bevor man einen Arzt aufsucht, sollte man die Ursachen des sauren Refluxes untersuchen. Es gibt verschiedene Gründe, warum unser Körper nicht richtig funktioniert oder warum sich ein Organ abnormal verhält. Es ist wichtig, diese Gründe und Probleme zunächst zu erkennen. Wenn Sie die Ursachen verstehen, können Sie auf ein wirksames Behandlungs- und Präventionssystem hinarbeiten. Im Folgenden werden einige der häufigsten Ursachen für sauren Reflux erörtert.

Hernie oder Hiatus

Der Hiatus oder die Hernie ist eine der nicht vermeidbaren Ursachen für sauren Reflux. Dabei handelt es sich um einen Zustand, bei dem durch ein Loch im Zwerchfell der obere Teil des Magens in die Brusthöhle eindringen kann. Dadurch kann Magensäure in den oberen Magenkanal zurückfließen und den Rachen und den Brustbereich verbrennen.

Dies ist ein kritischer Zustand für die Gesundheit des Menschen, da die Person keine Kontrolle über diesen Faktor hat. In solchen Fällen können nur ein chirurgischer Eingriff und eine angemessene Behandlung des Leistenbruchs helfen, den Rückfluss von Magensäure zu vermeiden. Da sich die beiden Abschnitte in dieser Situation überschneiden, besteht bei Hernienpatienten eine 100 %ige Chance auf sauren Reflux.

Fettleibigkeit

Fettleibigkeit ist eine weitere Ursache für sauren Magenreflux. Wenn wir unser Gewicht nicht im Griff haben, verhält sich unser Körper anders. Überdurchschnittliches Gewicht verursacht eine starke Reaktion im Körper. Die Organe beginnen, sich abnormal zu verhalten, was zu Problemen führen kann. Fettleibigkeit ist nicht normal; sie ist mit mehreren Gesundheitsrisiken verbunden. Gewichts- und Massenzunahme wirken sich auf die gesamte Körperausdauer, die Knochenstärke, die Herzleistung, den Blutkreislauf, hormonelle Veränderungen und die Organtätigkeit aus.

Eine der wichtigsten Folgen der Fettleibigkeit ist der saure Rückfluss des Magens. Der Magen kann die gesamte Nahrung nicht richtig verdauen und die Säurefreisetzung ist ein Versuch, die überschüssige Energie im Körper zu bewältigen. Dies führt dazu, dass die Magensäure nach außen fließt. Außerdem kann sich die Fettleibigkeit auf die Größe des Magens auswirken und seine Bewegung kann Säurereflux verursachen.

Rauchen

Eine der häufigsten Ursachen für sauren Reflux ist das Rauchen. Zigaretten und Zigarren sind dafür bekannt, dass sie saure Reaktionen im Körper hervorrufen. Rauchen hat auch Auswirkungen auf die Zusammensetzung des gesamten Organsystems. Es kann nicht nur die Lunge, sondern auch den Magen schädigen. Als Reaktion auf den Rauch und all seine Chemikalien wandert die Magensäure zurück in den Nahrungskanal. Wenn eine Person Rauch ein- und ausatmet, können saure Dämpfe aus dem Magen entweichen, was das Risiko und die Auswirkungen von saurem Magenreflux erhöht.

Alkohol

Der Konsum von Alkohol ist eine weitere Hauptursache für sauren Reflux. Alkoholismus ist eine Gefahr für unsere allgemeine Gesundheit. Er wirkt sich sowohl auf unseren Lebensstil als auch auf die inneren Organe des Körpers aus. Alkoholkonsum ist vorteilhaft, wenn er sich in einem sicheren Rahmen bewegt, aber wenn er übermäßig ist, entstehen Probleme. Säure-Reflux ist eines der Probleme, die durch übermäßigen

Alkoholkonsum entstehen können. Wichtig ist, dass der Alkoholkonsum in Grenzen gehalten wird, um eine sichere Anwendung zu gewährleisten.

Keine oder minimale körperliche Aktivität

Unsere Nahrung wird in unserem Magen verdaut und zwei wichtige Faktoren setzen diesen Prozess in Gang. Der erste ist die Säure, der zweite die körperliche Aktivität. Säurereflux kann auftreten, wenn eine Person isst und sich nicht oder nur wenig körperlich betätigt. Der Magen produziert Säure, um die Nahrung zu verdauen, aber zu viel Säure führt zu Reflux im Nahrungskanal, wenn man sich nicht bewegt. Ein Spaziergang nach einer Mahlzeit oder eine körperliche Anstrengung ist wichtig, um die richtige Verdauung der Nahrung auszulösen. Das wird Ihnen helfen, die Dinge besser und reibungsloser zu gestalten. Körperliche Aktivität hilft Ihnen, die Magensäure effektiver zu nutzen und sie in der Nahrung aufzulösen. Sie neutralisiert die Säure im Verdauungsprozess und versorgt Sie mit allen Nährstoffen, die Sie benötigen.

Verschiedene Medikamente und Beruhigungsmittel

Beruhigungsmittel und Antidepressiva können gelegentlich Magenübersäuerung verursachen. Diese Übersäuerung kann schließlich einen sauren Magenreflux verursachen. Die Medikamente müssen in einer sicheren und begrenzten Dosierung verabreicht werden. Eine übermäßige Einnahme von Medikamenten, vor allem ohne Rezept, kann sich auf Ihre gesamte Magenfunktion auswirken.

Schwangerschaft

Während der Schwangerschaft kommt es zu zahlreichen Veränderungen. Alles verändert sich, von Stimmungsschwankungen über die Wahl der Lebensmittel bis hin zu psychologischen Konzepten und körperlichen Bewegungen. Frauen sind während dieses Prozesses zahlreichen Gefahren und vielen kritischen gesundheitlichen Einschränkungen ausgesetzt. Dies kann durch einen Mangel an Pflege, Vitaminen oder den übermäßigen Gebrauch eines bestimmten Produkts geschehen. Gelegentlich kommt es auch zu genetischen Reaktionen im Körper. Saurer Reflux wird nicht vererbt, kann aber durch Schwangerschaft und hormonelle Veränderungen ausgelöst werden. Ihr Magen verhält sich möglicherweise anders und Sie bewegen sich nicht mehr so viel, was zu Reflux führt.

Außerdem können schwangerschaftsbedingtes Erbrechen und Übelkeit immer einen Magensäurereflux auslösen. Wichtig ist in diesem Zusammenhang, dass Sie alles im Auge behalten und dann die notwendigen Lösungen finden.

Schlechte Auswahl der Ernährung

Ihre Nahrungsaufnahme und die Wahl Ihrer Ernährung sind für Ihre allgemeine Gesundheit äußerst wichtig. Eine schlechte Ernährungsweise kann Säurereflux auslösen. Sie können diesen Zustand entwickeln, wenn Sie Junkfood, Softdrinks, trockene Snacks und fettreiche Lebensmittel zu sich nehmen.

Falsche Körperhaltung nach einer Mahlzeit

Saurer Reflux wird nicht nur durch medizinische Mängel und Komplikationen verursacht. Er kann auch aufgrund einer schlechten Körperhaltung auftreten. Beim Essen müssen Sie auf eine gute Körperhaltung achten. Wenn Sie sich während des Essens oder unmittelbar nach dem Essen über die Taille beugen oder auf dem Rücken liegen, kann dies zu saurem Reflux führen. Dies kann gefährlich sein und das Problem verschlimmern, wenn es ernstere Ursachen hat. Um solche drastischen Folgen Ihrer Aktivitäten zu vermeiden, sollten Sie Ihre Mahlzeiten genau im Auge behalten und auf Ihre Bewegungsroutine achten.

Snacks vor dem Schlafengehen

Zu den täglichen Gewohnheiten der Menschen gehört das Naschen vor dem Schlafengehen. In vielen Fällen ist es für die Menschen zu einer Art Routine geworden. Andererseits ist dies eine der Hauptursachen für sauren Reflux. Der Verzehr von Nahrungsmitteln vor dem Schlafengehen verhindert eine ordnungsgemäße Verdauung und die körperliche Haltung, die häufig mit dem Naschen vor dem Schlafengehen einhergeht, kann dazu führen, dass die Magensäure nach oben zurückfließt.

Geschwächter unterer Schließmuskel der Speiseröhre

Nach Angaben der Mayo Clinic werden alle diese Erkrankungen durch denselben Faktor verursacht. Wenn sich Magensäure oder Galle in die Speiseröhre zurückstaut, verursacht dies Sodbrennen. Um diesen Vorgang zu verstehen, müssen Sie zunächst wissen, was passiert, wenn Sie Essen oder Trinken zu sich nehmen. Die Nahrung wandert durch die Speiseröhre in den Magen, wenn Sie schlucken. Beim Eintritt in den Magen schließt sich eine Muskelgruppe, der untere Speiseröhrenschließmuskel (LES) und hält die Nahrung im Magen, während die Verdauung beginnt.

Nachdem die Nahrung oder das Getränk den Magen passiert hat, kann der LES schwächer werden und sich nicht mehr um die Speiseröhre schließen. In diesem Fall kann Magensäure durch das LES in die Speiseröhre gelangen und dort Beschwerden, Reizungen, Entzündungen und im schlimmsten Fall Schäden verursachen. Dies verursacht die mit dem Säurereflux verbundenen Beschwerden.

Alter

Nach Angaben der US National Library of Medicine verlieren Menschen mit zunehmendem Alter an Muskeltonus, wenn sie nicht versuchen, diesen zu erhalten. Da die LES aus Muskeln besteht, kann es im Alter zu einem natürlichen Spannungsverlust kommen, der zu saurem Reflux beitragen kann.

Verschiedene Medikamente

Nach Angaben von Health.com können viele Medikamente die LES schwächen und zu GERD und LPR beitragen. Einige der Medikamente sind wie folgt:

- Bisphosphonate sind Medikamente gegen Osteoporose;
- Kalziumkanalblocker werden üblicherweise zur Behandlung von Bluthochdruck eingesetzt;
- Beruhigungsmittel und Schlaftabletten;
- Trizyklische Antidepressiva wie Amitriptylin verlangsamen die Freisetzung des Mageninhalts und erhöhen so den intra-abdominalen Druck.

Ein Anstieg des intraabdominalen Drucks

In ähnlicher Weise kann ein erhöhter Bauchdruck zu viel Kraft auf die LES ausüben, wodurch diese geschwächt wird und Säure in die Speiseröhre gelangen kann. Wenn der intra-abdominale Druck (IAP) vorübergehend erhöht ist, kann Säure durch ein geschwächtes LES gepresst werden und Symptome verursachen.

Bakterien

Laut Chris Kresser, einem Spezialisten für funktionelle Medizin, kann eine bakterielle Überbesiedelung ebenfalls zu GERD beitragen, indem sie eine Malabsorption von Kohlenhydraten verursacht, die zu Blähungen und einem erhöhten IAP führt. Obwohl es sich hierbei um eine neue Theorie handelt, besteht laut Kresser und anderen ein Zusammenhang zwischen Reizdarmsyndrom und GERD, was bedeuten könnte, dass eine bestimmte Kategorie schlecht verdauter Kohlenhydrate, die so genannten FODMAPs, in manchen Fällen ebenfalls zu GERD beitragen können, da Blähungen den IAP erhöhen. Eine bakterielle Überwucherung des Dünndarms und eine H. pylori-Infektion sind zwei Beispiele für bakterielle Probleme im Darm.

Stress

Einer koreanischen Studie aus dem Jahr 2013 zufolge besteht auch ein Zusammenhang zwischen Stress und saurem Reflux. Während der Mechanismus, der Stress und verstärkten sauren Refluxsymptomen zugrunde liegt, unbekannt ist, fanden die Forscher laut Health.com heraus, dass Stress weder die Säureproduktion erhöht, noch IAP verursacht oder das LES schwächt. Stattdessen stellen sie die Hypothese auf, dass sich Stress entweder auf die Magenhormone auswirkt, die die Säure blockieren, oder auf das Gehirn, so dass die mit dem sauren Reflux verbundenen Beschwerden akuter wahrgenommen werden.

LISTE DER EMPFOHLENEN MEDIZINISCHEN TESTS

Ihr Arzt kann GERD anhand Ihrer Symptome und der Ergebnisse einer körperlichen Untersuchung diagnostizieren. Er kann die folgenden Tests vorschlagen, um die GERD-Diagnose zu bestätigen oder Komplikationen auszuschließen:

- **Obere Endoskopie.** Der Arzt führt ein flexibles, dünnes Rohr (Endoskop) mit einer Kamera und einem Licht in den Rachen des Patienten ein. Das Endoskop ermöglicht dem Arzt einen klaren Blick auf Ihren Verdauungstrakt. Symptome einer Speiseröhrenentzündung oder andere Folgen des Refluxes lassen sich bei Routineuntersuchungen möglicherweise nicht erkennen, wohl aber bei einer Endoskopie. Während einer Endoskopie können Biopsien entnommen werden, um auf Erkrankungen wie Barrett-Ösophagus zu prüfen. Wird eine Verengung in der Speiseröhre festgestellt, kann sie bei dieser Behandlung erweitert oder gedehnt werden. Dieses Verfahren wird zur Behandlung von Dysphagie eingesetzt.
- **Ambulanter Säure-(pH-)Sondentest.** Ein Sensor wird in die Speiseröhre implantiert, um das Auftreten und die Dauer von saurem Aufstoßen aus dem Magen festzustellen. Das Display ist mit einem tragbaren Computer verbunden, der am Gürtel oder über der Schulter getragen wird. Der Monitor kann ein Katheter sein, ein winziger, flexibler Schlauch, der durch die Nase in die Speiseröhre eingeführt wird. Nach einer Endoskopie kann auch ein Clip in die Speiseröhre eingesetzt werden. Nach etwa zwei Tagen kann der Clip im Stuhl nachweisbar sein.
- **Röntgenaufnahme des oberen Verdauungstrakts.** Vor der Röntgenaufnahme wird eine körnige Substanz eingenommen, die die Schleimhaut des Verdauungssystems auskleidet und auffüllt. Durch den Belag kann der Arzt die Umrisse Ihres Verdauungstrakts erkennen. Dies ist besonders hilfreich für Personen, die Schluckbeschwerden haben. Barium-Schlucktests können Verengungen der Speiseröhre aufdecken, die das Schlucken erschweren können.
- **Ösophagus-Manometrie.** Mit diesem Test werden die Muskelkontraktionen der Speiseröhre beim Schlucken gemessen. Auch die Muskelkoordination und -kraft der Speiseröhre kann mit der Manometrie bewertet werden. Dieses Verfahren wird häufig bei Menschen mit Schluckbeschwerden angewandt.
- **Transnasale Ösophagoskopie.** Bei diesem Verfahren wird Ihre Speiseröhre auf Anzeichen von Verletzungen untersucht. Eine Möglichkeit besteht darin, einen winzigen, flexiblen Schlauch mit einer Videokamera durch das Nasenloch und den Rachen bis zur Speiseröhre einzuführen. Die Bilder werden von der Kamera auf einen Monitor übertragen.

LISTE DER REZEPTFREIEN UND VERSCHREIBUNGSPFLICHTIGEN MEDIKAMENTE

Es gibt viele rezeptfreie Medikamente zur Behandlung von Sodbrennen. Änderungen des Lebensstils können helfen, aber wenn sie nicht wirken, ist der Rat eines Arztes die beste Lösung. Wenn Sie unter Symptomen leiden, kann Ihr Arzt einen Test auf GERD (gastroösophageale Refluxkrankheit) durchführen.

Einige freiverkäufliche Mittel zur Linderung von Sodbrennen sind:

Antazida bei Sodbrennen

Sodbrennen, saure Verdauungsbeschwerden, saurer Magen und Magenbeschwerden können mit Antazida gelindert werden, die die Magensäure neutralisieren. Simethicon, ein Bestandteil mehrerer Antazida, unterstützt den natürlichen Prozess des Körpers, Blähungen zu beseitigen. Magnesium, einer der Bestandteile bestimmter Antazida, kann Durchfall auslösen, während Aluminium zu Verstopfung führen kann.

Dies sind einige gängige Antazida:

- Gel-Aluminiumhydroxid;

- Kalziumkarbonat (Tums, Alka-Seltzer);
- Magnesiumhydroxid (Magnesiamilch);
- Gaviscon, Mylanta, Rolaids, Gelusil, Maalox;
- Pepto-Bismol.

Befolgen Sie immer die Anweisungen Ihres Arztes oder die Anweisungen auf der Verpackung des Antazidums, um optimale Ergebnisse zu erzielen. Wenn Sie die Pillen verwenden wollen, sollten Sie sie vor dem Schlucken gut kauen.

Überschreiten Sie bei der Einnahme von Antazida niemals die empfohlene Dosierung oder nehmen Sie mehr als vorgeschrieben. Verstopfung, Stuhlgang, Farbveränderungen, Durchfall und Magenschmerzen sind alles Mögliche Nebenwirkungen.

Säurereduzierer bei Sodbrennen

Ärzte verschreiben Protonenpumpenhemmer (PPI) oder Histaminantagonisten (H-2-Antagonisten oder H-2-Blocker), um die Magensäureproduktion zu verringern.

Zu den frei verkäuflichen H2-Blockern gehören:

- Cimetidin (HB Tagamet);
- Famotidin (Zantac 360, Pepcid AC);
- Nizatidin (Axid AR, Axid).

Bitte beachten Sie, dass die Zantac-Produktlinie seit 2020 den H-2-Blocker Ranitidin nicht mehr enthält, da festgestellt wurde, dass er eine krebserregende Substanz enthält.

Esomeprazol, Lansoprazol und Omeprazol sind rezeptfreie Protonenpumpenhemmer, die zur Behandlung von regelmäßigem Sodbrennen (zwei oder mehr Mal pro Woche) bis zu zwei Wochen lang eingesetzt werden können. Es ist auch möglich, Rezepte für stärkere Versionen dieser Medikamente zu erhalten. Es wäre hilfreich, wenn Sie diese Medikamente so einnehmen würden, wie es auf dem Etikett steht oder wie Ihr Arzt es Ihnen empfiehlt.

Wenn Ihre Sodbrennenprobleme nach der Einnahme dieser Medikamente länger als zwei Wochen anhalten oder sich verschlimmern, sollten Sie einen Arzt aufsuchen.

Säurereduktionsmittel/Kombinationsantazida bei Sodbrennen

Pepcid Complete ist ein säureneutralisierendes Antazidum und ein H2-Blocker in einer praktischen Pille. Zegerid OTC ist eine Kombination aus Natriumbicarbonat und einem Protonenpumpenhemmer.

Verschreibungspflichtige Medikamente für sauren Reflux

- **Anti-H2-Rezeptor-Antikörper**. Wenn Sie noch nie eine Therapie gegen Ihr Sodbrennen oder Ihren Reflux erhalten haben, verschreibt Ihnen Ihr Arzt möglicherweise einen H2-Blocker in einer stärkeren Dosierung als die, die rezeptfrei erhältlich ist. Diese Medikamente sind zwar wirksam bei der Linderung von Sodbrennen, aber möglicherweise weniger wirksam bei der Behandlung von Ösophagitis (Entzündung der Speiseröhre), die durch die gastroösophageale Refluxkrankheit (GERD) verursacht wird. Da Histamin die Magensäureproduktion erhöht, sind H2-Blocker am wirksamsten, wenn sie dreißig Minuten vor einer Mahlzeit eingenommen werden. Sie können sie auch vor dem Schlafengehen einnehmen, um zu verhindern, dass der Körper im Schlaf Säure produziert. Zusätzlich zu diesen Beschwerden können Sie auch Übelkeit, Blähungen, Halsschmerzen, eine laufende Nase, Schwindel oder Kopfschmerzen haben.
- **Na+/H+-ATPase-Hemmer**. Protonenpumpenhemmer sind eine Klasse von Arzneimitteln, die von Ärzten verschrieben werden, um die Säureproduktion bei bestimmten Arten von Sodbrennen und Reflux mit größerer Wirksamkeit und länger als H2-Blocker zu stoppen. Nehmen Sie PPIs mindestens eine Stunde vor dem Essen ein. Dazu gehören:

- o Esomeprazol (Nexium);
- o Dexlansoprazol (Dexilant);
- o Lansoprazol (Prevacid);
- o Pantoprazol (Protonix);
- o Omeprazol (Zegerid, Prilosec);
- o Rabeprazol (Aciphex),

Die meisten Mediziner sind nicht der Meinung, dass ein Medikament zur Behandlung von GERD deutlich besser ist als die anderen. Diese Medikamente sind auch hilfreich, um eine weitere Schädigung der Speiseröhre durch Säure zu verhindern, so dass sich die Entzündung dort erholen kann.

Es kann zu einigen unangenehmen Nebenwirkungen kommen, wie Kopfschmerzen, Durchfall, Magenbeschwerden, Blähungen, Übelkeit, Verstopfung und Blähungen.

Promotilitätsmittel. Sie aktivieren die Muskulatur des Magen-Darm-Trakts, wodurch der untere Ösophagussphinkter gestrafft und der Reflux vom Magen in die Speiseröhre verringert werden kann. Metoclopramid ist ein prokinetisches Medikament, das häufig zur Linderung von GERD-bedingtem Sodbrennen eingesetzt wird. Zu den möglichen negativen Auswirkungen von Reglan gehören Schläfrigkeit, Schwäche, Durchfall, Unruhe und Bewegungsstörungen.

Was wirkt am besten bei Sodbrennen?

Die oben genannten rezeptfreien Medikamente lindern die Symptome von Sodbrennen, allerdings in unterschiedlichem Maße. Wenden Sie sich an Ihren Arzt, wenn die Symptome des Sodbrennens auch nach zweiwöchiger Behandlung mit Antazida bestehen bleiben oder wenn sie trotz der Einnahme von Medikamenten schwerwiegend sind. Möglicherweise sind stärkere verschreibungspflichtige Medikamente und diagnostische Tests erforderlich, um die Ursache Ihrer Probleme zu ermitteln.

WANN MAN EINEN ARZT AUFSUCHEN SOLLTE

Der Abbau von Stress, die Umstellung Ihrer Ernährung und die Einnahme von rezeptfreien Medikamenten können bei Sodbrennen helfen. Sie sollten jedoch einen Arzt aufsuchen, wenn Ihre Symptome anhalten und Ihren Schlaf oder Ihre regelmäßigen Aktivitäten stören.

Der Arzt wird nach dem Ursprung und dem Verlauf Ihrer Beschwerden fragen.

Verschlimmern sich die Beschwerden nach dem Verzehr bestimmter Lebensmittel wie fettreichen Mahlzeiten oder Milchprodukten?

Verschlimmern sich die Beschwerden bei Tätigkeiten wie dem Binden von Schnürsenkeln oder beim Hinlegen?

Besteht ein Zusammenhang zwischen Ihren Beschwerden und Stress oder Angstzuständen?

Wenn Sie Symptome haben, die auf GERD hindeuten, besteht der erste Schritt oft darin, ein Medikament wie Omeprazol (Prilosec) und Lansoprazol (Prevacid) auszuprobieren. Sie können die Dosierung Ihres derzeitigen Medikaments reduzieren, wenn sich Ihre Symptome verbessern. Cimetidin, Nizatidin und Famotidin sind H2-Rezeptor-Antagonisten (H2-Blocker), die in einer solchen Situation hilfreich sein können.

Wenn die Symptome trotz der Behandlung weiter bestehen, kann Ihr Arzt Tests empfehlen, um den Reflux zu bestätigen und andere Ursachen auszuschließen.

sollten sofort einen Arzt aufsuchen, wenn Sie Reflux und Brustschmerzen beim Sport haben. Bitte notieren Sie, wie lange die Beschwerden in der Brust anhalten und wie stark sie sind. Ein Arztbesuch ist auch ratsam, wenn Sie starke Schmerzen haben, die sich anfühlen, als würde man auf sie drücken oder sie eindrücken. Wenn Sie Beschwerden in der Brust haben, insbesondere wenn sie von Kieferschmerzen, Atemnot oder Armschmerzen begleitet werden, sollten Sie sofort einen Arzt aufsuchen. Dies können Anzeichen für einen drohenden Herzinfarkt sein. Seien Sie bereit, einen Arzt aufzusuchen, wenn die GERD-Symptome schwerwiegend oder anhaltend sind.

GERD kann jeden Menschen in jedem Alter betreffen. Der erste Schritt bei der Behandlung von GERD besteht darin, Ihren Hausarzt oder den Kinderarzt Ihres Kindes aufzusuchen. Sie können Ihnen Medikamente zur Linderung der Symptome verschreiben und Ihnen Ratschläge für das weitere Vorgehen geben.

Ihr Hausarzt kann Ihnen vorschlagen, einen Gastroenterologen oder einen anderen Spezialisten für weitere Untersuchungen und Behandlungen aufzusuchen.

Gastroenterologe

Gastroenterologen verfügen über eine abgeschlossene Weiterbildung in der Diagnose und Behandlung von Krankheiten und Störungen des Verdauungssystems und der Leber. Gastroenterologen befassen sich häufig mit der Erkennung und Behandlung von GERD.

Hals-Nasen-Ohrenarzt

Ihr Hausarzt kann Ihnen raten, stattdessen einen HNO-Arzt aufzusuchen, wenn Ihre Symptome dies rechtfertigen. Ein HNO-Arzt ist ein Arzt, der auf die Behandlung von Problemen im Bereich der Ohren, der Nase und des Rachens spezialisiert ist. Laryngopharyngealer Reflux (LPR) ist eine Erkrankung, die anstelle oder zusätzlich zur gastroösophagealen Refluxkrankheit (GERD) auftreten kann, wenn Magensäure in den Rachen oder den Kehlkopf zurückfließt. Beide Erkrankungen können von Hals-Nasen-Ohrenärzten diagnostiziert und behandelt werden.

Diätassistent oder Ernährungsberater

Die Aufrechterhaltung eines gesunden Gewichts kann durch die Beratung durch einen Ernährungsberater oder einen zugelassenen Diätassistenten erleichtert werden. Ernährungsberater können Empfehlungen für die Ernährung und die Vermeidung von GERD-Behandlung geben. Diese Ärzte sind nicht mit HNO-Ärzten und Gastroenterologen zu verwechseln. Sie können Sie jedoch beraten, wie Sie Ihren Lebensstil verbessern und Ihre Symptome kontrollieren können.

WELCHE VORTEILE HAT ES, EINEN GERD-SPEZIALISTEN AUFZUSUCHEN?

Ärzte, die GERD behandeln, wie Gastroenterologen, verbringen Jahre damit, den Umgang mit endoskopischen Geräten zu erlernen und diese zu interpretieren. GERD-Spezialisten haben Zugang zu Diagnoseinstrumenten, mit denen sie die wahre Ursache der Symptome ermitteln und Krankheiten ausschließen können, die sich ähnlich darstellen.

Einige Erkrankungen, die GERD ähnlich sind, sind:

- Gastritis;
- H. pylori (Helicobacter pylori);
- Gallensteine;
- Ösophagitis;
- Magengeschwüre;
- Speiseröhrenkrebs;
- Angina;
- Zwerchfellbruch (Hiatushernie).

Ein GERD-Spezialist kann die folgenden Diagnoseverfahren durchführen:

Obere Endoskopie. Für diese Behandlung benötigt der Patient nur eine geringe Sedierung. Eine winzige Kamera wird am Ende eines flexiblen Schlauchs befestigt und in die Speiseröhre eingeführt. Während der oberen Endoskopie kann Ihr Arzt eine kleine Gewebeprobe aus der Speiseröhre zur Untersuchung entnehmen.

Überwachung des pH-Wertes der Speiseröhre. Ein winziger Monitor wird in den Rachen eingeführt, um die Menge der produzierten und freigesetzten Magensäure über einige Tage hinweg zu verfolgen.

Ösophagus-Manometrie. Ein Schlauch wird durch die Nase in die Speiseröhre eingeführt, um die Stärke der Speiseröhrenmuskulatur zu messen.

Esophogramm. Ihnen wird eine Bariumlösung verabreicht, und der obere Verdauungstrakt wird geröntgt.

Ambulante 24-Stunden-pH-Sonde. Bei diesem Test wird ein Schlauch durch die Nasenlöcher in die Speiseröhre des Patienten eingeführt und dort einen ganzen Tag lang belassen. Der pH-Wert der Speiseröhre wird durch einen pH-Sensor in der Sonde ermittelt.

Sobald die Diagnose durch Untersuchung und Tests gestellt wurde, kann mit der Behandlung und Beobachtung begonnen werden. Ein Fachmann kann unter bestimmten Umständen wiederholte Besuche zur Beobachtung oder Therapie empfehlen. Andererseits kann er stattdessen Routinebesuche beim Arzt vorschlagen.

Wenn Ihre GERD-Symptome nach der medizinischen Behandlung fortbestehen, werden Sie möglicherweise zu einem Chirurgen geschickt oder erhalten eine TIF. TIF-Verfahren werden in der klinischen Praxis immer häufiger eingesetzt, sind aber immer noch nicht so verbreitet wie chirurgische Verfahren. Bei dieser nicht-chirurgischen, minimal-invasiven Behandlung wird die Anti-Reflux-Barriere im Magen repariert.

Das Verdauungssystem umfasst die Speiseröhre, den Dünndarm, den Magen, den Dick- und Enddarm, die Gallenwege, die Bauchspeicheldrüse, die Gallenblase und die Leber, die alle in den Zuständigkeitsbereich der Gastroenterologen fallen.

LPR VS. GERD: WIE MAN ZWISCHEN DEN BEIDEN VERDAUUNGSSTÖRUNGEN UNTERSCHEIDEN KANN

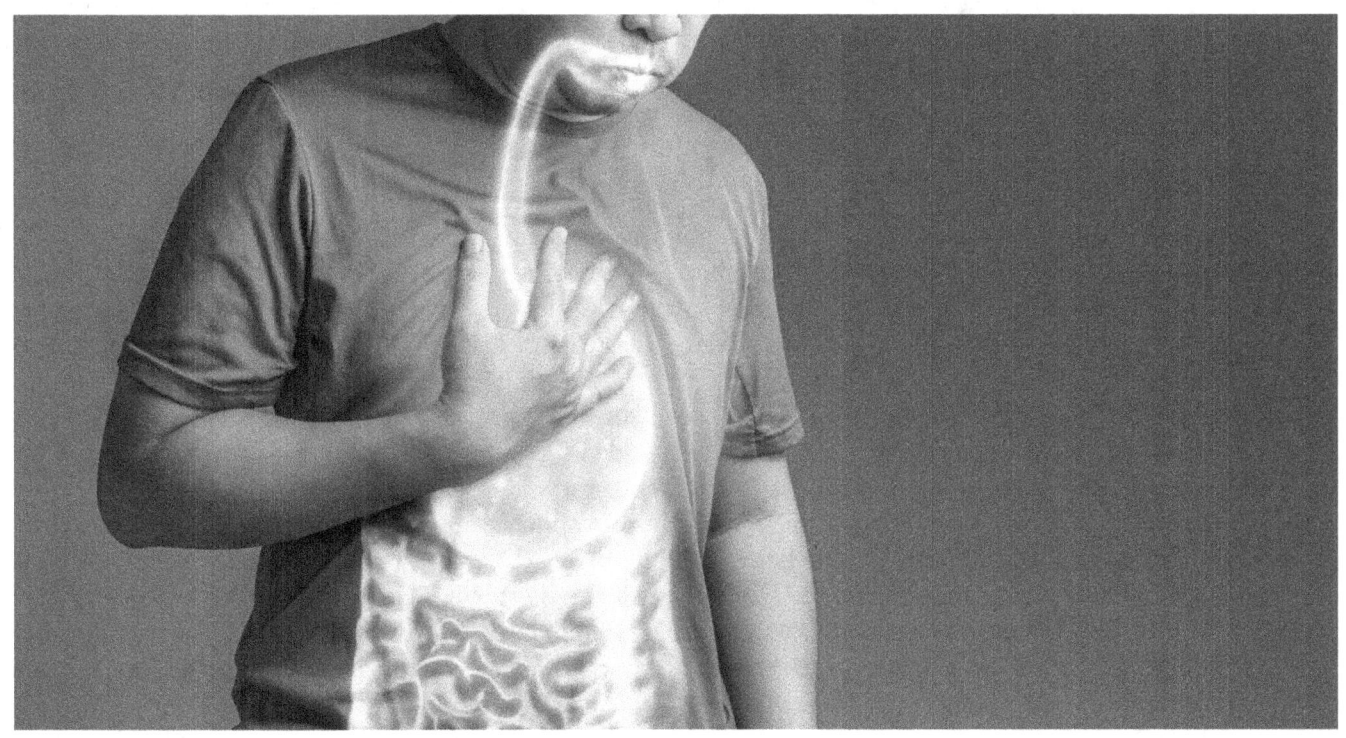

Die GERD-Krankheit tritt auf, wenn Magensäure in die Röhre zurückfließt, die den Mund mit dem Magen verbindet. Der Säurerückfluss kann die Speiseröhrenschleimhaut schädigen. Die meisten Menschen leiden irgendwann in ihrem Leben unter saurem Reflux. Die meisten Menschen mit GERD können ihre Beschwerden mit frei verkäuflichen Medikamenten und einer Kombination aus Änderungen der Lebensweise in den Griff bekommen. Manche Menschen mit GERD benötigen jedoch eine Operation oder stärkere Medikamente, um ihre Symptome zu lindern. Jeder Mensch leidet irgendwann in seinem Leben an gastroösophagealem Reflux. Sie sollten Ihren Arzt aufsuchen, wenn Sie aufstoßen, einen sauren Geschmack verspüren oder sogar Sodbrennen haben.

Wenn jedoch alle diese Symptome Ihre normale Lebensführung beeinträchtigen, sollten Sie einen Arzt aufsuchen. Saures Aufstoßen (Sie schmecken Ihr Essen, nachdem Sie es bereits gegessen haben), Schluckbeschwerden oder -schmerzen, anhaltende Halsschmerzen, Mundgeruch, Zahnfleischentzündungen, anhaltender oder chronischer Husten, Brustschmerzen, Kehlkopfentzündung oder Heiserkeit usw. sind allesamt Symptome von GERD. Eine Röntgenaufnahme des Brustkorbs, eine Endoskopie zur Untersuchung des Inneren der Speiseröhre, ein ambulanter pH-Test zur Messung der Säuremenge in der Speiseröhre und ein Ösophagusimpedanztest zur Messung der Molekülbewegung in der Speiseröhre können zur Diagnose von GERD eingesetzt werden. Die meisten Menschen leiden nicht an saurem Reflux (Sodbrennen), aber manche haben das Gefühl, in Flammen zu stehen, sind aufgebläht und rülpsen jedes Mal, wenn sie essen. Wenn sich der Schließmuskel entspannt, kann Nahrung durch die Öffnung gelangen und sauren Reflux verursachen. Die Ernährung ist der erste Schritt bei der Behandlung von GERD, und sie reduziert die Symptome von saurem Reflux erheblich. Dieses Buch ist ein Muss für jeden, der an dieser Krankheit leidet und sich Sorgen macht, dass sein leichter Fall zu chronischer GERD wird, der sich durch dieses Problem in seinem Lebensstil eingeschränkt fühlt, der nicht auf Medikamente angewiesen sein möchte und der mit seinem sauren Reflux so gesund wie möglich leben möchte. Er wird Ihnen helfen, die Einnahme von Medikamenten zu vermeiden und sich stattdessen auf Lebensmittel zu konzentrieren, die nicht nur Ihren sauren Reflux heilen, sondern auch verhindern, dass Sie ihn überhaupt erst bekommen. Das Hauptziel dieses Leitfadens ist es, Ihnen dabei zu helfen, Lebensmittel und Mahlzeitenpläne zu finden, mit denen Sie sich besser fühlen und Ihre Symptome reduzieren können.

Acid Reflux, auch bekannt als hartnäckiges GERD, ist eine häufige Erkrankung, die durch den Rückfluss von saurem Mageninhalt in die Speiseröhre oder den Austritt in die Luftröhre verursacht wird. Dies geschieht aufgrund einer Fehlfunktion der Muskeln am unteren Ende der Speiseröhre, die normalerweise den Übergang der Nahrung von der Speiseröhre in den Magen ermöglichen, aber den Rückfluss verhindern.

Der Grund dafür ist noch nicht ganz geklärt. Die Behandlung von GERD besteht in erster Linie aus Maßnahmen zur Kontrolle der Symptome, so dass das normale Alltagsleben der Betroffenen nicht beeinträchtigt wird. Ziel der Behandlung ist es, die Lebensqualität des Patienten zu verbessern und Komplikationen zu vermeiden.

Die gastroösophageale Refluxkrankheit wird häufig durch den Rückfluss von Mageninhalt und Darmgasen in die Speiseröhre verursacht. Dies führt zu Sodbrennen oder Brennen im Hals. Gelegentlicher kleiner Reflux wird als physiologisch angesehen, z. B. einmal pro Woche, aber wenn das Symptom mehrmals in der Woche auftritt, muss ärztliche Hilfe in Anspruch genommen werden.

LARYNGOPHARYNGEALER REFLUX - LPR

Die Speiseröhre hat zwei Schließmuskeln: den unteren Ösophagus-Rachenraum (LES) und den oberen Ösophagus-Rachenraum (UEP) (UES). Ein Rückfluss von Magensäure in die Speiseröhre tritt auf, wenn der untere Ösophagus-Rachenraum nicht richtig funktioniert. Wenn dies zweimal pro Woche oder öfter geschieht, kann dies ein Anzeichen für eine gastroösophageale Refluxkrankheit (GERD) sein.

Was aber passiert, wenn die obere Speiseröhrenpumpe nicht richtig funktioniert?

Wenn der untere Ösophagussphinkter nicht richtig funktioniert, kann alles, was in die Speiseröhre zurückfließt, in den Rachen und den Kehlkopf gelangen. In diesem Fall spricht man von laryngopharyngealem Reflux oder LPR.

Der laryngopharyngeale Reflux (LPR) tritt auf, wenn Magensäure die Speiseröhre hinauf und in den Magen wandert.

Wer ist vom LPR-Reflux betroffen?

LPR kann jeden treffen, kommt aber bei älteren Menschen häufiger vor. Menschen, die:

- Bestimmte Ernährungsgewohnheiten haben;
- Ständig einschnürende oder bindende Kleidung tragen;
- Übergewichtig und fettleibig sind.

Magensäure, die in den Rachen aufsteigt, verursacht LPR. Die Nahrung gelangt beim Schlucken durch den Rachen in den Magen. Der untere Ösophagussphinkter reguliert den Durchgang zwischen der Speiseröhre und dem Magen. Außer beim Schlucken bleibt der Muskel angespannt.

Bestimmte körperliche Merkmale und Lebensgewohnheiten, wie z. B. die unten aufgeführten, können bei manchen Menschen das Risiko erhöhen, eine LPR zu entwickeln.

- Probleme mit der unteren Speiseklappe;
- Eine geringe Arbeitsleistung;
- Zusammenziehen der Nahrung;
- Übermäßiges Essen;
- Häufiger Konsum von Alkohol, fettigen und zuckerhaltigen Lebensmitteln und Limonaden;
- Tabakkonsum;
- Übergewicht.

Personen, die ihre Stimme häufig und laut gebrauchen, wie z. B. Lehrer und Sänger, haben ebenfalls ein hohes Risiko, an der Krankheit zu erkranken. Sie kann auch während der Schwangerschaft auftreten.

Der säurehaltige Inhalt des Magens kann in die Speiseröhre zurückwandern, wenn der Muskel nicht mehr schließt. Diese Rückwärtsbewegung wird als Reflux bezeichnet.

Wenn ich über LPR bei Säuglingen und Kindern spreche, muss ich Sie daran erinnern, dass der Begriff häufig missverstanden wird. Während LPR als Magenreflux definiert werden kann, der den Rachen und den Kehlkopf erreicht, wird der Begriff häufig auch austauschbar mit EER - extraösophagealem Reflux - verwendet, der Probleme an anderen Stellen umfassen kann, die der Reflux manchmal erreicht, wie z. B. die Nasennebenhöhlen, die Nase, die Ohren, die Luftröhre, die Bronchien, die Lunge oder sogar die Zähne.

Es ist auch wichtig, den Unterschied zwischen GER und GERD zu verstehen. Der Rückfluss von Mageninhalt in die Speiseröhre, der so genannte gastroösophageale Reflux (GER), kommt in allen Lebensphasen vor. Wenn er andauert und Schmerzen und Leiden verursacht, wird er als GERD oder gastroösophageale Refluxkrankheit diagnostiziert.

Natürlich beginnt auch die LPR mit Reflux, obwohl die Symptome nicht immer mit dem Reflux einhergehen. Sowohl der obere (UES) als auch der untere (LES) Schließmuskel sind im Säuglingsalter noch nicht ausgereift, und es gibt viele vorübergehende untere Ösophagusrelaxationen (TLESRs), die zu Reflux führen. Alle Säuglinge (in der Regel definiert als Babys bis zu einem Jahr), einschließlich Frühgeborener im Alter von 24 Wochen, haben einen sauren Mageninhalt. Ausmaß und Schweregrad des Refluxes sind im Säuglingsalter größer als bei älteren Kindern und Erwachsenen. Im Alter von 3-4 Monaten erbrechen 60-70 % der Säuglinge bei mindestens einer Mahlzeit pro Tag. Große Mahlzeiten lassen ihre kleinen Mägen anschwellen, und sie werden in Positionen gebracht, die den Reflux begünstigen können, z. B. im Liegen oder in gebückter Haltung. Bei den meisten

Säuglingen lässt das häufige Spucken im Alter von 6-10 Monaten nach, wenn sie beginnen, sich aufzusetzen und feste Nahrung zu sich zu nehmen.

Die Suche nach einer Ursache für die Symptome hat für die Forscher bei der LPR bei Säuglingen und Kindern und ihrer Beziehung zur GERD oberste Priorität. Die richtige Behandlung muss auf eine bestimmte Ursache ausgerichtet sein. Wenn beispielsweise der saure Reflux Probleme im Rachen oder in der Lunge verursacht, wäre es logisch, die Säureproduktion zu reduzieren und den Reflux zu verringern. Wenn die auf eine bestimmte Ursache ausgerichtete Behandlung unwirksam ist, stellt sich die Frage, ob die Ursache richtig ermittelt wurde.

WIE WIRD GERD DIAGNOSTIZIERT?

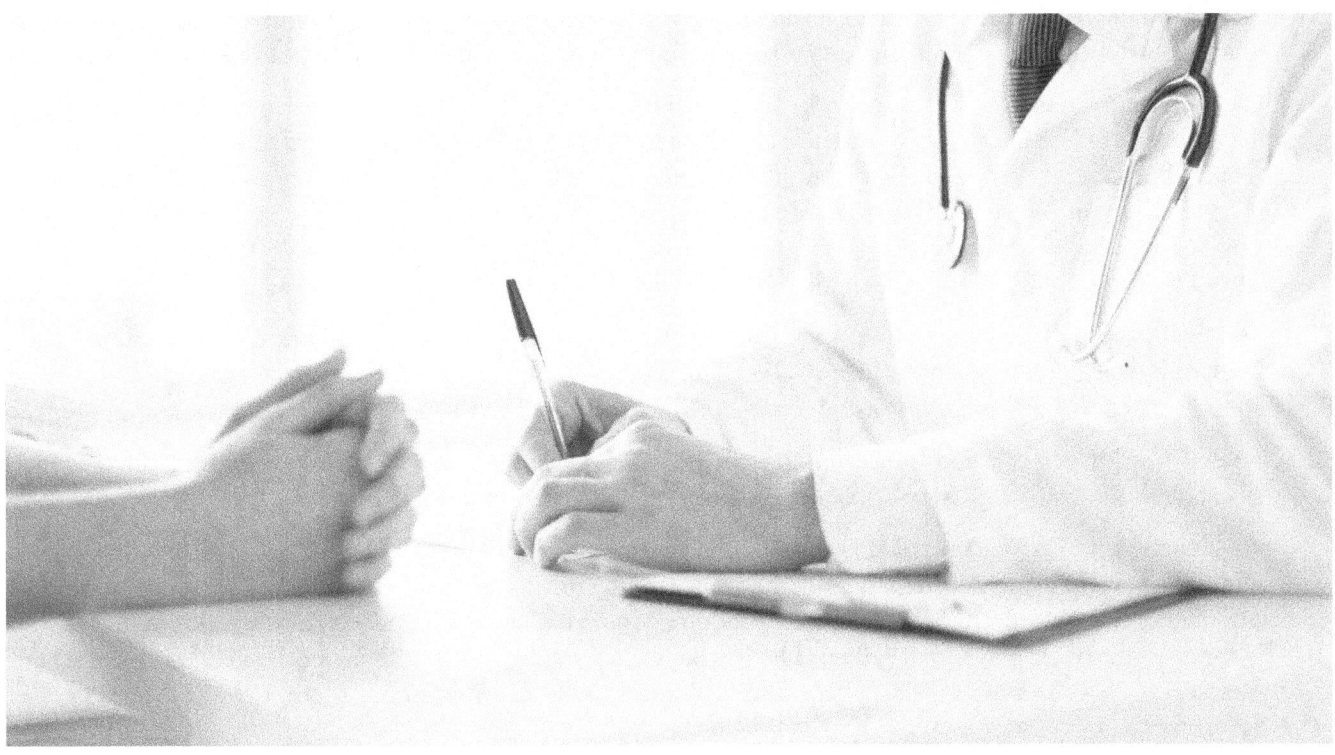

Es ist an der Zeit zu untersuchen, wie ein Arzt zu einer endgültigen GERD-Diagnose kommt. Es wird hilfreich sein, die Methoden und Instrumente zu beschreiben, die für diese Entscheidung verwendet werden können.

Denken Sie daran, dass es keine einzige allgemeingültige Informationsquelle gibt, um eine medizinische Diagnose für GERD oder viele andere Krankheiten zu stellen. Die Medizin ist in verschiedene Fachrichtungen unterteilt, von denen jede ihre bevorzugte Methode zur Analyse der Symptome eines Patienten und ihre eigene Auffassung von der Behandlung dieser Person hat. Diese Ansätze beruhen auf verschiedenen Kombinationen aus persönlicher Erfahrung, Forschungsergebnissen und Leitlinien der Fachgesellschaften. Natürlich gibt es viele Überschneidungen und Übereinstimmungen zwischen den verschiedenen Fachgebieten.

Im Fall von GERD könnte man sagen, dass der Reflux, der im Magen beginnt, technisch gesehen in die Zuständigkeit der Gastroenterologen (GIs) fällt, also der Magen- und Darmspezialisten. Da Reflux aber auch in den Rachen und Kehlkopf vordringen kann, sind auch die HNO-Ärzte an diesem Problem interessiert.

Viele Symptome, Tests und Behandlungen für GERD basieren auf dem Vorhandensein und den Eigenschaften von Salzsäure (HCl), der Art von Säure, die vom Magen abgesondert wird.

In Gegenwart von Wasser spalten sich die Säuren in Ionen auf. Im Fall von HCl sind dies das positive Ion Wasserstoff (H+) und das negative Ion Chlor (Cl-). Die positiven und negativen Bezeichnungen beziehen sich auf die Eigenschaften der Atome. Positiv geladene Atome haben Elektronen verloren, während negativ geladene Atome Elektronen gewonnen haben. Das bedeutet, dass sich die Salzsäure bei der Reaktion des Magens mit Wasser in H+ und CL- aufspaltet. Die pH-Skala ist eine praktische Methode zur Messung der H+-Konzentration.

Diese pH-Skala, die von Wissenschaftlern seit 1909 verwendet wird, gibt die Konzentration von Wasserstoffionen in einer Probe an. Sie steht für Wasserstoffstärke und hat einen Wert zwischen 1 und 14. Reines Wasser hat einen pH-Wert von 7, der als neutral gilt. Jeder Wert unter 7 gilt als sauer, jeder Wert über 7 als basisch oder basisch. Übliche Beispiele auf der pH-Skala sind Natriumhydroxid (pH 14), Backpulver (pH 8,3), menschliches Blut (pH 7,35-7,45), viele Tomatensorten (pH 4,5), Essig (pH 2,2) und Magensäure (pH 1,5-2).

Der pH-Wert bestimmter Flüssigkeiten, wie z. B. Blut, ist in biologischen Systemen von entscheidender Bedeutung und muss innerhalb bestimmter Grenzen gehalten werden. Diese Körperflüssigkeiten benötigen einen bestimmten pH-Bereich, damit die Enzyme - die Proteine, die die chemischen Reaktionen steuern - richtig funktionieren. Jede signifikante Veränderung kann schädlich oder tödlich sein.

Im Falle der medizinischen Kontrolle der Magensäure, die bei Reflux auftritt, kann der Ansatz in der physischen Unterdrückung der säureproduzierenden Zellen und der Verwendung von Chemikalien bestehen, die den pH-Wert der Säure anheben können. (Gemäß der obigen Erklärung bedeutet die Anhebung des pH-Werts der Säure, dass man sich auf der pH-Skala in Richtung niedrigerer Wasserstoffionenkonzentrationen bewegt, d. h. in Richtung eines neutralen pH-Werts.)

Antazida basieren auf dem letztgenannten Prinzip der Anhebung des pH-Werts durch Chemikalien. Wenn Sie ein Antazidum wie Alka-Seltzer einnehmen, nehmen Sie Natriumbicarbonat, auch bekannt als Backpulver. Dieses ist stark und wirkt schnell. Bei der Reaktion von Natriumbikarbonat ($NaHCO_3$) mit HCl entstehen NaCl (Salz), H_2O (Wasser) und CO_2 (Kohlendioxid). Die Säure wird zumindest vorübergehend neutralisiert, da ihr Wasserstoffgehalt auf pH 7 gesenkt wird. Das befriedigende Rülpsen ist nur das Entweichen von CO_2, während Sie das brennende Gefühl loswerden.

Nehmen Sie an, dass ein Mediziner versucht, eine Diagnose zu stellen. Ich ziehe das Wort Klient dem Wort Patient vor, aber ich werde es verwenden, da letzteres immer noch populär ist. In unserem hypothetischen Szenario gehen wir davon aus, dass dieser Patient an GERD leidet, die Diagnose aber noch nicht gestellt wurde. Ist es möglich, GERD zu diagnostizieren, indem man sich einfach die Symptome des Patienten anhört? Die Symptome können sicherlich auf die Möglichkeit einer LPR hinweisen. Allerdings kann jeder Punkt in der langen Liste der Symptome, die eine Person mit LPR aufweisen kann, auch eine andere Ursache haben. Dazu gehören so unterschiedliche Erkrankungen wie Infektionen, Allergien, Nasennebenhöhlenentzündungen usw. Mit anderen Worten: Kein einziges Symptom oder eine Reihe von Symptomen erlaubt es uns, eine endgültige Diagnose von GERD zu stellen.

BESTE ERGÄNZUNGEN UND NATÜRLICHE HEILMITTEL

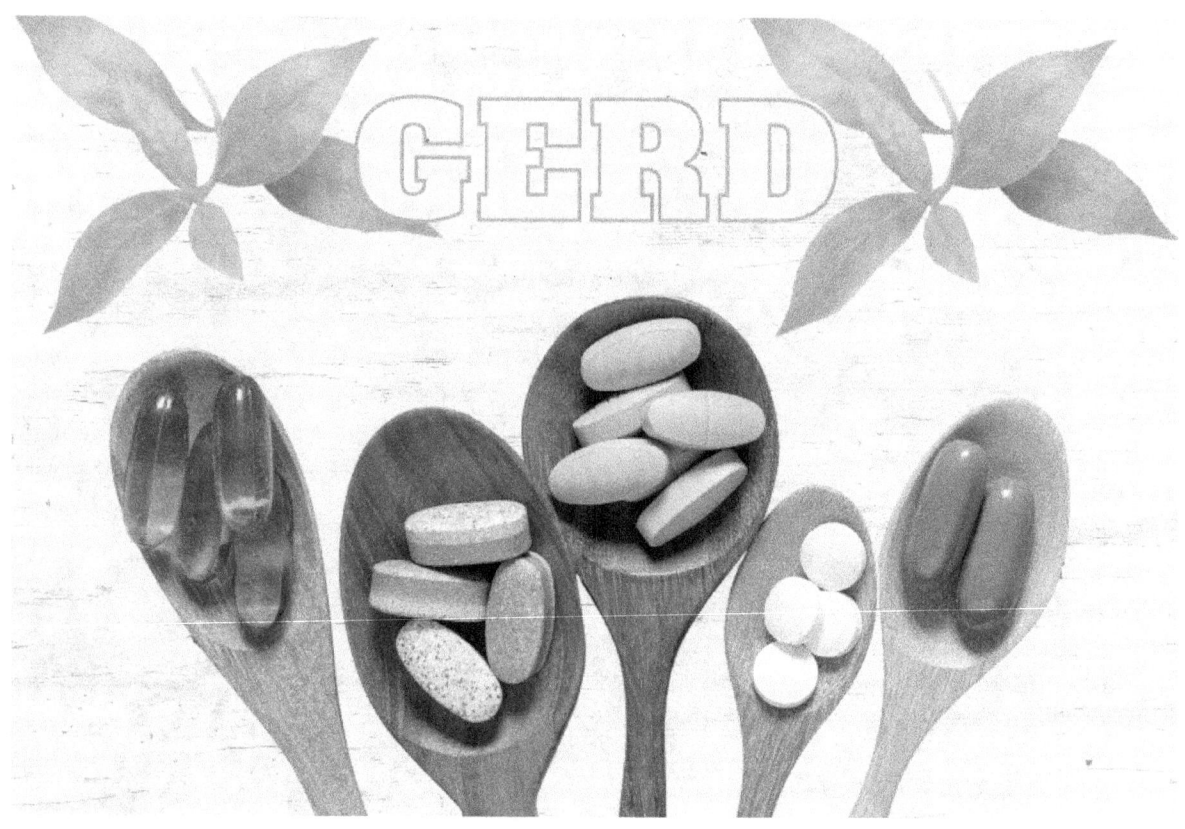

Süßholzwurzel

Sie reduziert die durch GERD verursachte Entzündung der Speiseröhren- und Magenschleimhaut. Es ist ein natürlicher Entzündungshemmer und stimuliert die natürlichen Abwehrmechanismen des Körpers.

Lavendel

Seine krampflösenden Eigenschaften fördern die Verdauung und begrenzen die Gasbildung im Magen-Darm-Trakt. Er wird hauptsächlich als Aufguss verwendet.

Chicorée

Die Wurzel kann eine äußerst nützliche Verdauungshilfe für Menschen mit GERD sein. Die Zichorie ist auch zur Linderung von Refluxsymptomen geeignet, da sie den Magen entspannt.

Ingwertee

Die Ingwerwurzel hat zahlreiche medizinische Eigenschaften und kann bei der Linderung von Magenbeschwerden helfen. Sie können koffeinfreien Ingwertee kaufen oder selbst zubereiten. Ich empfehle, ihn selbst zu machen, damit Sie sicher sein können, dass er zu 100 % aus Ingwer besteht. Ein einfaches Rezept für Ingwertee finden Sie im Rezeptteil unter der Rubrik Getränke.

NATÜRLICHE NAHRUNGSERGÄNZUNGEN

Senf

Senf ist von Natur aus alkalisch und damit ein hervorragendes Mittel, um die durch Reflux verursachte Säure auszugleichen. Es mag zunächst seltsam erscheinen, Senf direkt zu verzehren, aber probieren Sie es aus. Viele Patienten berichten, dass er bei der Behandlung von saurem Reflux wahre Wunder bewirkt.

Senf ist eines der wirksamsten Mittel gegen die meisten Magenprobleme, einschließlich saurem Reflux. Wenn Sie also unter Sodbrennen leiden oder den Verdacht haben, dass Sie es bekommen könnten, sollten Sie sich nicht scheuen, etwas Senf zu essen.

Apfelweinessig

Einer der häufigsten Irrtümer über Sodbrennen ist, dass es nur durch zu viel Säure im Magen verursacht werden kann. Dieser Mythos hat sich aufgrund der Säureblocker in handelsüblichen rezeptfreien Medikamenten gegen Sodbrennen verbreitet.

Säurereflux kann auch auftreten, wenn zu wenig Säure im Magen vorhanden ist. Die erhöhte Säuremenge, die der Magen als Reaktion auf die Nahrung absondert, signalisiert dem unteren Ösophagussphinkter (LES), sich zu schließen, wodurch verhindert wird, dass Säure aus dem Magen in die Speiseröhre gelangt. Wenn nicht genügend Säure im Magen ist, entspannt sich der LES leicht, was zu saurem Reflux führt.

Daher kann der Verzehr von mehr Säure manchmal helfen, den sauren Reflux zu lindern. Wenn dies der Fall ist, kann Apfelessig ein Mittel sein, das hilft.

Trinken Sie einen Esslöffel Apfelessig verdünnt in 6 bis 8 Unzen Wasser, um die Symptome schnell zu lindern.

Aloe-Vera-Saft

Aloe-Saft wird seit langem zur Behandlung von schweren Verbrennungen, Sonnenbrand und Entzündungen eingesetzt. Die lindernden Eigenschaften der Aloe Vera beschränken sich nicht nur auf die Haut, sondern können auch den Verdauungstrakt erleichtern und beruhigen.

Die entzündungshemmenden Eigenschaften von Aloe-Vera-Saft können bei der Behandlung von Sodbrennen helfen. Wenn Sie unter saurem Reflux leiden und Ihr Magen oder Ihre Speiseröhre gereizt ist, trinken Sie ein Glas frischen Aloe-Vera-Saft, um die Symptome sofort zu lindern. Der regelmäßige Verzehr dieses Saftes verringert das Risiko von Geschwüren und Krebs, da er Entzündungen im unteren Speiseröhrenbereich vorbeugt. Aloe-Vera-Wasser ist eine weitere köstliche Art, Aloe-Vera zu konsumieren. Aloe-vera-Wasser gemischt mit Mango ist bei vielen Menschen ein beliebtes Getränk. Es ergibt ein köstlich süßes, gesundes Getränk.

Natriumhydrogenkarbonat

Natriumbikarbonat, auch bekannt als Backpulver, ist ein hervorragendes Hausmittel gegen das Brennen, das durch sauren Reflux verursacht wird. In der Natur ist Natriumbikarbonat basisch. Daher hilft es bei der Neutralisierung der Magensäure. Wenn sich also die LES ein wenig entspannt, sorgt Natriumbikarbonat dafür, dass die Säure, die in den Rachen gelangt, neutralisiert wird, ohne dass es zu einem brennenden Gefühl kommt.

Antioxidantien

Die antioxidativen Vitamine A, C und E können nachweislich zur Vorbeugung von GERD beitragen. Wenn die Nahrung nicht genügend Nährstoffe liefert, werden in der Regel Vitaminpräparate eingesetzt. Ein Bluttest kann Ihnen helfen herauszufinden, welche Nährstoffe Ihr Körper benötigt. Ihr Arzt kann Ihnen auch ein Multivitaminpräparat empfehlen.

Melatonin

Melatonin, auch bekannt als das Schlafhormon, wird in der Zirbeldrüse produziert. Diese Drüse befindet sich im Gehirn. Melatonin ist vor allem dafür bekannt, dass es die Einschlafphase unterstützt.

Backpulver

Backpulver ist ein vorkommender Säureneutralisator. Achten Sie darauf, dass Sie Backpulver und nicht Natron verwenden. Backpulver ist preiswert und in jedem Lebensmittelgeschäft erhältlich. Sie müssen es mit einem Glas Wasser mischen und trinken. Bei einer natriumarmen Ernährung müssen Sie dieses Mittel möglicherweise weglassen. Seien Sie sich nur bewusst, dass Backpulver Natrium enthält.

LIFESTYLE

Sie müssen Ihren Lebensstil ändern und Ihre Ernährung kontrollieren, um saurem Reflux vorzubeugen und sich schnell zu erholen. Diese Änderungen tragen zu einer schnellen und wirksamen Genesung und zur Vorbeugung des Problems bei. Infolgedessen helfen sie, sauren Reflux zu vermeiden, ein besseres Leben zu führen und weitere Gesundheitsprobleme zu vermeiden.

Halten Sie beim Schlafen den Kopf hoch

Abgesehen von der Vermeidung von Mahlzeiten kurz vor dem Schlafengehen wird GERD-Patienten häufig empfohlen, das Kopfende des Bettes während des Schlafens um vier bis sechs Zentimeter anzuheben, um das Risiko eines nächtlichen Refluxes zu verringern.

Mit dem Rauchen aufhören

Die negativen Auswirkungen des Rauchens auf die Gesundheit sind hinlänglich bekannt. Sie wirken sich auch auf GERD aus, da sie die Magensäureproduktion erhöhen und die LES schwächen, wodurch Sie anfälliger für Reflux und andere GERD-bedingte Symptome werden.

Tragen Sie bequeme Kleidung

Wir alle haben eine Hose oder ein T-Shirt, das nicht mehr so sitzt wie früher. Enge Kleidung kann leider mehr als nur Unbehagen verursachen. Der zusätzliche Druck, den sie auf den Magen ausübt, kann die Wahrscheinlichkeit erhöhen, dass Sie GERD-bedingte Symptome bekommen.

Nehmen Sie kleinere und häufigere Mahlzeiten zu sich

Da Menschen, die an GERD und damit verbundenen Symptomen leiden, häufig einen schlecht funktionierenden unteren Speiseröhrenschließmuskel haben, sollten Sie diesem Muskel seine Arbeit so einfach wie möglich machen. Eine Möglichkeit, dies zu erreichen, besteht darin, große Mahlzeiten zu vermeiden und sich stattdessen auf kleinere Mahlzeiten und Snacks über den Tag verteilt zu konzentrieren.

Führen Sie ein Essens- und Symptomtagebuch

Einer der wichtigsten Punkte, die man bei saurem Reflux und GERD beachten sollte, ist, dass jeder Mensch unterschiedlich auf verschiedene Lebensmittel reagiert. Einige Nahrungsmittel, die häufig als Auslöser gelten, machen Ihnen möglicherweise nichts aus, während Nahrungsmittel, die normalerweise nicht als Auslöser gelten, Sie stören können. Das Führen eines Lebensmittel- und Symptomtagebuchs ist eine Möglichkeit, mehr über Ihre Symptome zu erfahren.

Teilen Sie Ihre Ziele mit

Eine der grundlegenden Säulen der Theorie der Verhaltensänderung ist es, Ihre Ziele mit den Menschen zu teilen, die Ihnen am nächsten stehen. Das bedeutet nicht immer, dass Sie jeden über Ihre Ernährungs- und Lebensstiländerungen informieren müssen. Es bedeutet vielmehr, dass Sie den Menschen, die Ihnen am nächsten stehen (Familie, Ehepartner, bester Freund), mitteilen, welche Veränderungen Sie vornehmen wollen und warum. Dadurch erhalten Sie zusätzliche Unterstützung und Verantwortung, was in der schwierigen Übergangsphase von unschätzbarem Wert sein wird.

Ändern Sie Ihre Essensgewohnheiten

Wenn Sie mit GERD leben, habe ich bereits festgestellt, dass Sie nicht zu kurz vor dem Schlafengehen essen sollten. Für einige mag das bedeuten, dass sie ihren abendlichen Snack auslassen, aber für andere kann es eine viel größere Verpflichtung bedeuten, ihre täglichen Gewohnheiten zu ändern. Diejenigen unter Ihnen, die nach Feierabend Veranstaltungen haben, lange arbeiten oder abends Sport treiben, haben sich vielleicht an späte Mahlzeiten gewöhnt und können sich diese Gewohnheit nur dann abgewöhnen, wenn sie der Umstellung besondere Aufmerksamkeit schenken.

Essen Sie weniger häufig auswärts

Wenn Sie mehr als zwei- oder dreimal pro Woche auswärts essen, fordere ich Sie auf, Ihre Mahlzeiten, um die Hälfte zu reduzieren. Auch wenn es möglich ist, ist es oft schwierig, auswärts eine GERD-freundliche Mahlzeit zuzubereiten. Die Anzahl der Soßen, Gewürze und anderen Zutaten, die in Restaurants verwendet werden, ist dafür verantwortlich. Und natürlich sollten Sie so viele leckere Rezepte wie möglich aus diesem Buch ausprobieren!

Gesund konsumieren

Der erste Schritt zur Änderung des Lebensstils besteht darin, sich gesünder zu ernähren. Selbst wenn Sie verarbeitete Lebensmittel, raffinierten Zucker und andere ungesunde Lebensmittel essen, sollten Sie diese durch gesündere Alternativen ersetzen. Der Verzehr dieser Lebensmittel sollte in einem unregelmäßigen Rhythmus erfolgen. Um solche Probleme und Komplikationen zu vermeiden, müssen Sie gesunden Nahrungsalternativen den Vorzug geben.

Erstellen Sie einen Essensplan

Nehmen Sie Ihre Mahlzeiten in regelmäßigen Abständen und pünktlich ein. Zu viel zu essen oder lange Pausen zwischen den Mahlzeiten einzulegen, ist nicht gesund. Sie müssen Ihren Magen in regelmäßigen Abständen mit einer kleinen Mahlzeit füttern, um sicherzustellen, dass er nicht übersäuert ist. Die geplanten Intervall-Mahlzeiten helfen Ihnen auf Ihrem Weg zu einer sicheren Verdauung.

Schlafen Sie 8 Stunden lang

Schlaf ist wichtig, damit Ihre Nahrung verdaut werden kann und Ihr Magen richtig funktioniert. Sorgen Sie dafür, dass Sie jede Nacht 8 Stunden guten, gesunden Schlaf bekommen. Es sollte ein vollständiger 8-Stunden-Schlafzyklus ohne Pausen oder Unterbrechungen sein. Bei einem unvollständigen Schlafzyklus werden Sie sich mit der Zeit erschöpfter und ausgelaugter fühlen.

Kontrollieren Sie Ihren Stress

Stress und Ängste können sich auf das Verdauungssystem Ihres Magens auswirken. Es ist nicht gut für Ihre Gesundheit, wenn Sie Ihren Körper weiter stressen. Halten Sie ein gesundes Gleichgewicht zwischen Arbeit und Freizeit, um sich zu entspannen und gesundheitliche Komplikationen zu vermeiden. Ein gestresstes Gehirn wirkt sich auf die gesamten Körperfunktionen aus und kann zu saurem Reflux führen.

Achten Sie auf ein gesundes Gleichgewicht bei der Auswahl der Lebensmittel

Eine Änderung des Lebensstils bedeutet nicht, dass Sie auf Lebensmittel verzichten oder sich auf eine bestimmte Diät beschränken müssen. Es kommt auf eine ausgewogene Ernährung an. Es wäre hilfreich, wenn Sie ein Gleichgewicht zwischen den von Ihnen gewünschten und den verfügbaren Nahrungsmitteln herstellen würden. Achten Sie darauf, dass Sie die richtigen Optionen wählen, um ein gesundes Gleichgewicht bei Ihrer Gesamtaufnahme zu erhalten.

Schlafen Sie nicht direkt nach dem Essen

Unmittelbar nach dem Essen zu schlafen oder sich hinzulegen, ist keine gute Angewohnheit. Der Magen kann die Nahrung unter solchen Umständen nicht richtig verdauen. Dies erhöht die Wahrscheinlichkeit von saurem Rückfluss und Übersäuerung des Magens.

Erhöhen Sie Ihre körperliche Aktivität

Eine der Ursachen für sauren Reflux ist Faulheit und langes Sitzen an einem Ort. Sie verbrennen nicht genug Energie, wenn Sie sich in Ihrem Tagesablauf nicht ausreichend bewegen. In diesem Fall bleibt die Säure im Magen und kann sich nicht richtig auflösen. Dies kann später zu Reflux führen. Durch körperliche Betätigung können Sie Ihr Gewicht reduzieren und die Wahrscheinlichkeit von saurem Reflux verringern.

Neben Ernährung und Bewegung haben Änderungen des Lebensstils und Vorbeugung einen großen Einfluss auf Ihre Gesamtergebnisse. Bewegung und gute körperliche Aktivität können Ihrem Körper helfen, viele Komplikationen zu vermeiden. Bewegung aktiviert alle Ihre Organe, Muskeln und Gewebe. Sie ermöglicht es Ihnen, die gesamte aus der Nahrung aufgenommene Energie zu verbrauchen.

BEWEGUNG UND SAURER REFLUX

Bewegung ist ein wesentlicher Bestandteil eines gesunden Lebensstils und bietet zahlreiche Vorteile wie die Verbesserung der kardiovaskulären Gesundheit, die Unterstützung der Gewichtsabnahme und die Verbesserung der Stimmung. Für Menschen, die mit saurem Reflux zu kämpfen haben, kann der Zusammenhang zwischen körperlicher Aktivität und dieser Erkrankung jedoch komplizierter erscheinen.

Einerseits kann regelmäßiger Sport bei der Bewältigung von saurem Reflux erheblich helfen. Der Hauptvorteil liegt in der Gewichtsabnahme. Übergewicht, insbesondere im Bauchbereich, übt Druck auf den Magen aus und kann dazu führen, dass sich der untere Ösophagussphinkter (LES) nicht richtig öffnet, was zu saurem Reflux führt. Regelmäßige körperliche Betätigung kann dazu beitragen, das Körpergewicht zu reduzieren und dadurch den Druck auf den LES zu verringern, was die Wahrscheinlichkeit von Säurerefluxsymptomen reduziert.

Außerdem kann körperliche Betätigung die Verdauung fördern und Verstopfung verringern, die manchmal die Symptome von saurem Reflux verschlimmern kann. Regelmäßige Bewegung kann die Geschwindigkeit, mit der die Nahrung den Magen passiert, erhöhen und damit die Wahrscheinlichkeit von Sodbrennen verringern. Körperliche Aktivität kann auch die Effizienz der Verdauung insgesamt verbessern und so Blähungen und Unwohlsein reduzieren, die Sodbrennen auslösen können.

Bestimmte Sportarten und Trainingsgewohnheiten können jedoch ungewollt die Symptome von saurem Reflux verschlimmern. Übungen mit hoher Intensität oder solche, die kräftige Bewegungen oder Positionen beinhalten, wie z. B. einige Yogastellungen oder Gewichtheben, können den intraabdominalen Druck erhöhen und Reflux auslösen. Ebenso kann ein zu kurzes Training nach dem Essen die Verdauung stören und einen sauren Reflux auslösen.

Um die Vorteile des Sports zu nutzen und gleichzeitig den sauren Reflux in den Griff zu bekommen, sollten Sie daher die folgenden Strategien berücksichtigen:

- **Zeitliche Abstimmung von Mahlzeiten und körperlicher Betätigung**: Warten Sie mindestens zwei Stunden nach dem Essen, bevor Sie Sport treiben, um Ihrem Körper ausreichend Zeit für die Verdauung zu geben und das Risiko eines sauren Refluxes während des Trainings zu verringern.

- **Art der körperlichen Betätigung**: Entscheiden Sie sich für Aktivitäten mit geringer Belastung, z. B. Gehen, Radfahren oder Schwimmen. Bei diesen Übungen ist die Wahrscheinlichkeit eines Säurerefluxes geringer als bei anstrengenden Aktivitäten wie Laufen oder Aerobic.

- **Flüssigkeitszufuhr**: Das Trinken von Wasser kann die Magensäure verdünnen und das Risiko eines sauren Refluxes verringern. Vermeiden Sie jedoch eine übermäßige Flüssigkeitszufuhr während des Trainings, da zu viel Wasser den Magen aufblähen und Reflux auslösen kann.

- **Kleidung**: Tragen Sie beim Training lockere, bequeme Kleidung. Enge Kleidung kann Druck auf den Bauch und den unteren Ösophagussphinkter ausüben und so möglicherweise Reflux auslösen.

- **Körperhaltung**: Versuchen Sie nach Möglichkeit, während des Trainings eine aufrechte Haltung einzunehmen, um die Schwerkraft zu nutzen und zu verhindern, dass Magensäure in die Speiseröhre hochgedrückt wird.

Es ist auch wichtig zu bedenken, dass jeder Mensch einzigartig ist. Was bei einer Person einen sauren Reflux auslöst, muss bei einer anderen Person nicht unbedingt der Auslöser sein. Deshalb ist es wichtig, dass Sie auf Ihren Körper hören und Ihr Trainingsprogramm entsprechend anpassen. Wenn eine bestimmte Übung immer wieder Sodbrennen auslöst, kann es sich lohnen, andere Aktivitäten auszuprobieren.

Letztendlich ist regelmäßiger, zeitlich angemessener und gut geplanter Sport eine ausgezeichnete Strategie zur Bewältigung von saurem Reflux.

SCHLAF UND SEINE AUSWIRKUNGEN AUF DEN SAUREN REFLUX

Schlaf und saurer Reflux stehen in einer engen und komplexen Beziehung zueinander. Angemessener und qualitativ hochwertiger Schlaf ist für die allgemeine Gesundheit unerlässlich, aber für Menschen, die unter saurem Reflux leiden, ist er sogar noch wichtiger. Allerdings kann saurer Reflux ein gewaltiger Feind des guten Schlafs sein, denn viele Betroffene berichten, dass sie nachts häufig wegen des unangenehmen Sodbrennens aufwachen. Dies kann zu einem Teufelskreis führen: saurer Reflux stört den Schlaf, und Schlafmangel kann die Symptome des sauren Refluxes verschlimmern. Um diesen Kreislauf zu durchbrechen, kann die Konzentration auf eine optimale Schlafhygiene für Menschen, die mit saurem Reflux zu kämpfen haben, eine entscheidende Rolle spielen.

Unter Schlafhygiene versteht man die Praktiken und Gewohnheiten, die zu einem guten Schlaf und voller Wachheit während des Tages beitragen. Im Zusammenhang mit saurem Reflux können bestimmte Schlafhygienemaßnahmen die nächtlichen Symptome deutlich verringern und die allgemeine Schlafqualität verbessern.

Erstens sollten Sie auf den Zeitpunkt und die Größe der Mahlzeiten achten. Große Mahlzeiten kurz vor dem Schlafengehen können einen Säurereflux auslösen, da die Magensäure durch das Hinlegen nach dem Essen in die Speiseröhre zurückgedrückt werden kann. Um dies zu vermeiden, sollten Sie darauf achten, dass Ihre Abendmahlzeit leicht ist und mindestens 3 Stunden vor dem Schlafengehen eingenommen wird.

Zweitens kann die Position, in der Sie schlafen, den Säurereflux beeinflussen. Wenn Sie flach liegen, kann die Magensäure leichter in die Speiseröhre fließen. Wenn Sie das Kopfende Ihres Bettes anheben oder ein Keilkissen verwenden, um in einer leicht aufrechten Position zu schlafen, können Sie die Schwerkraft nutzen, um die Magensäure dort zu halten, wo sie hingehört. Ziel ist es, sicherzustellen, dass sich Ihre Speiseröhre über dem Niveau Ihres Magens befindet.

Achten Sie außerdem auf die Wahl Ihrer nächtlichen Kleidung. Enge Kleidung kann unnötigen Druck auf Ihren Bauch ausüben und die Refluxsymptome verschlimmern. Entscheiden Sie sich für lockere, bequeme Kleidung, um diesen Druck zu verringern.

Alkohol, Nikotin und Koffein können die Funktion des unteren Speiseröhrenschließmuskels beeinträchtigen, was die Wahrscheinlichkeit eines Säurereflux erhöht. Versuchen Sie, diese Substanzen zu vermeiden, insbesondere in den Stunden vor dem Schlafengehen. Es ist auch von Vorteil, den Verzehr bestimmter Lebensmittel, die bekanntermaßen Säurereflux auslösen, wie z. B. scharf gewürzte und fettige Speisen, kurz vor dem Schlafengehen zu reduzieren.

Darüber hinaus können Stressbewältigung und ein regelmäßiger Schlaf-Wach-Rhythmus erheblich zur Verbesserung der Schlafqualität beitragen. Regelmäßige Bewegung, Entspannungstechniken und eine bequeme, ruhige und dunkle Schlafumgebung können helfen, Stress abzubauen und die Schlafqualität zu verbessern.

Das Führen eines Schlaftagebuchs kann ebenfalls hilfreich sein. Indem Sie Ihre Schlafgewohnheiten, die Aufnahme von Speisen und Getränken, Bewegung und die Symptome von saurem Reflux dokumentieren, können Sie bestimmte Auslöser oder Gewohnheiten ermitteln, die Ihre Schlafqualität und Ihren sauren Reflux beeinträchtigen. Diese Informationen können Ihnen oder Ihrem Arzt dabei helfen, Strategien zur wirksamen Behandlung Ihres sauren Refluxes zu entwickeln.

Wenn Sie chronisch schnarchen oder sich tagsüber übermäßig müde fühlen, obwohl Sie genügend Stunden im Bett verbringen, sollten Sie diese Symptome mit einem Arzt besprechen. Erkrankungen wie Schlafapnoe können den sauren Reflux verschlimmern und sollten entsprechend behandelt werden.

Zusammenfassend lässt sich sagen, dass eine gute Schlafhygiene ein wesentliches Instrument bei der Behandlung von saurem Reflux ist, insbesondere bei Symptomen, die den Schlaf stören. Durch Anpassungen der Essgewohnheiten, der Schlafposition und der Schlafgewohnheiten können Menschen mit saurem Reflux ihre Schlafqualität und ihr allgemeines Wohlbefinden erheblich verbessern. Wie bei allen Änderungen des Lebensstils sollten die Veränderungen individuell, realistisch und schrittweise erfolgen, um langfristig den besten Erfolg zu erzielen.

ACHTSAMKEITSTECHNIKEN FÜR EINE BESSERE VERDAUUNG

Achtsamkeit, eine Praxis, die sich auf die Wahrnehmung des gegenwärtigen Augenblicks und die Akzeptanz konzentriert, hat nachweislich eine Vielzahl von gesundheitlichen Vorteilen, einschließlich einer verbesserten Verdauung und der Bewältigung von Refluxsymptomen. Und so funktioniert es:

- **Achtsames Essen**: Der Prozess des achtsamen Essens beinhaltet die volle Aufmerksamkeit auf die Erfahrung des Essens und Trinkens, sowohl innerhalb als auch außerhalb des Körpers. Dazu gehört, dass wir Farben, Gerüche, Texturen, Geschmäcker, Temperaturen und sogar die Geräusche beim Kauen unserer Nahrung wahrnehmen. Dies kann dazu beitragen, den Prozess des Essens zu verlangsamen, so dass der Magen die Nahrung richtig verdauen und dem Gehirn Sättigungssignale senden kann. Dadurch kann übermäßiges Essen, ein häufiger Auslöser für sauren Reflux, verhindert werden.
- **Stressabbau**: Chronischer Stress kann die Verdauung stören und saurer Reflux auslösen. Die achtsamkeitsbasierte Stressreduktion (MBSR) ist eine therapeutische Maßnahme, bei der Achtsamkeit geübt wird, um eine weniger reaktive Haltung gegenüber Stress zu entwickeln. Indem Sie sich auf den gegenwärtigen Moment konzentrieren, können Sie Ängste und die körperlichen Auswirkungen von Stress reduzieren, die zu saurem Reflux beitragen.
- **Körperliche Achtsamkeit**: Achtsamkeit fördert ein erhöhtes Körperbewusstsein. Wenn Sie Ihre körperlichen Empfindungen bewusster wahrnehmen, bemerken Sie vielleicht die ersten Anzeichen von saurem Reflux. Dies kann Ihnen helfen, vorbeugende Maßnahmen zu ergreifen, bevor die Symptome schwerwiegend werden.
- **Atemübungen**: Tiefe, kontrollierte Atemübungen sind ein wichtiger Bestandteil der Achtsamkeitspraxis. Sie helfen, die körpereigene Entspannungsreaktion zu aktivieren, die Stress abbauen und die Symptome von saurem Reflux lindern kann. Außerdem können bestimmte Atemtechniken das Zwerchfell stärken, was die Verdauung verbessern und die Wahrscheinlichkeit von saurem Reflux verringern kann.
- **Achtsame Bewegung**: Achtsame Bewegungspraktiken wie Yoga oder Tai-Chi verbinden Körperhaltungen mit Achtsamkeit. Einige Yogastellungen sind darauf ausgerichtet, die Verdauung zu fördern und die Symptome von saurem Reflux zu lindern.
- **Achtsame Meditation**: Regelmäßige Achtsamkeitsmeditation kann helfen, den Stresspegel zu senken, die Emotionsregulation zu verbessern und die Lebensqualität insgesamt zu steigern. Sie kann auch bei der Bewältigung von saurem Reflux helfen, indem sie Stress abbaut, die Verbindung zwischen Darm und Gehirn verbessert und das Körperbewusstsein steigert.

Wenn Sie Achtsamkeitstechniken in Ihre tägliche Routine einbauen, können Sie Ihre Fähigkeit, mit den Symptomen von saurem Reflux umzugehen, deutlich verbessern und eine bessere Verdauung fördern. Es ist jedoch wichtig, daran zu denken, dass Achtsamkeit eine Übung ist, und es kann einige Zeit dauern, bis sich die Vorteile zeigen. Es ist immer ratsam, einen Arzt zu konsultieren, bevor Sie eine neue Behandlungsmethode für sauren Reflux beginnen.

GANZHEITLICHE ANSÄTZE BEI STRESS UND SAUREM REFLUX

Ganzheitliche Ansätze zur Behandlung von Stress und saurem Reflux zielen darauf ab, den ganzen Menschen zu behandeln, indem sie die Verflechtung von Körper, Geist und Seele berücksichtigen. Bei diesen Methoden werden Lebensstil, Ernährungsgewohnheiten, emotionales Wohlbefinden und körperliche Gesundheit berücksichtigt. Hier erfahren Sie, wie ganzheitliche Ansätze bei der Bewältigung von Stress und saurem Reflux helfen können:

Akupunktur ist ein traditionelles Verfahren der chinesischen Medizin, das seit Tausenden von Jahren zur Behandlung einer Vielzahl von Beschwerden, einschließlich Verdauungsproblemen wie saurem Reflux, eingesetzt wird. Bei der Akupunktur werden feine Nadeln an bestimmten Punkten des Körpers, den so genannten Akupunkturpunkten, eingeführt, um das Gleichgewicht wiederherzustellen und die natürlichen Heilkräfte des Körpers zu fördern.

Hier erfahren Sie, wie Akupunktur bei der Behandlung von saurem Reflux helfen kann:

- **Stress abbauen**: Stress kann die Symptome des sauren Refluxes verschlimmern. Die Akupunktur ist für ihre stresslindernde Wirkung bekannt, die indirekt auch bei der Behandlung von saurem Reflux helfen kann. Indem sie hilft, Stress abzubauen, kann Akupunktur die Entspannung fördern und möglicherweise die Häufigkeit und Schwere von Sodbrennen verringern.
- **Regulierung der Verdauungsfunktionen**: Nach der Theorie der traditionellen chinesischen Medizin ist saurer Reflux oft auf eine Störung des natürlichen Energieflusses (Qi) im Körper zurückzuführen. Die Akupunktur zielt darauf ab, dieses Gleichgewicht wiederherzustellen, was dazu beitragen kann, die Verdauungsfunktionen zu regulieren und die Symptome des sauren Refluxes zu verringern.
- **Stärkung des unteren Speiseröhrenschließmuskels (LES)**: Der LES ist ein Muskelring an der Basis der Speiseröhre, der sich öffnet, um Nahrung in den Magen zu lassen, und sich schließt, um zu verhindern, dass Magensäure wieder nach oben fließt. Ist das LES geschwächt oder entspannt es sich zu den falschen Zeiten, kann es zu saurem Reflux kommen. Obwohl noch weitere Untersuchungen erforderlich sind, deuten einige Studien darauf hin, dass Akupunktur zur Stärkung des LES und zur Verhinderung von saurem Reflux beitragen kann.
- **Linderung von Schmerzen und Unbehagen**: Akupunktur wurde bei verschiedenen Erkrankungen zur Schmerzbehandlung eingesetzt. Sie könnte dazu beitragen, die mit saurem Reflux verbundenen Beschwerden und Schmerzen, einschließlich Sodbrennen, zu lindern.

Auch wenn Akupunktur eine nützliche ergänzende Therapie für sauren Reflux sein kann, ist es wichtig zu wissen, dass sie kein Heilmittel ist. Sie wird in der Regel zusammen mit anderen Behandlungen, wie Ernährungsumstellung und Medikamenten, eingesetzt. Wenn Sie Akupunktur in Erwägung ziehen, sollten Sie unbedingt Ihren Arzt konsultieren und sich von einem zugelassenen und erfahrenen Therapeuten behandeln lassen.

Bei der **Aromatherapie** werden ätherische Öle aus Pflanzen zu therapeutischen Zwecken eingesetzt. Ätherische Öle können in die Luft zerstäubt, eingeatmet, örtlich aufgetragen oder sogar eingenommen werden (nur unter professioneller Anleitung), und jedes hat spezifische Auswirkungen auf den Körper. Bei saurem Reflux können die beruhigenden und lindernden Eigenschaften bestimmter Öle sowohl physisch als auch psychisch Linderung verschaffen.

Im Folgenden erfahren Sie mehr darüber, wie die Aromatherapie zur Behandlung von saurem Reflux eingesetzt werden kann:

- **Stressabbau und Entspannung**: Ätherische Öle wie Lavendel, Kamille und Ylang-Ylang sind für ihre beruhigende Wirkung bekannt. Der Abbau von Stress und die Förderung der Entspannung können bei der Behandlung von saurem Reflux von Vorteil sein, da Stress bekanntermaßen die Symptome verschlimmert.
- **Unterstützung der Verdauung**: Bestimmte ätherische Öle wie Pfefferminze und Ingwer werden traditionell zur Unterstützung der Verdauung verwendet. Sie können dazu beitragen, den Verdauungstrakt zu beruhigen, Verdauungsstörungen zu lindern und möglicherweise die Häufigkeit von Sodbrennen zu verringern. Bei Pfefferminze ist jedoch Vorsicht geboten, da sie auch den unteren Ösophagussphinkter entspannen und bei manchen Menschen den Säurereflux verschlimmern kann.
- **Schlafverbesserung**: Eine gute Schlafqualität ist wichtig für die allgemeine Gesundheit und das Wohlbefinden und kann eine Rolle bei der Bewältigung von Säurereflluxsymptomen spielen. Ätherische Öle wie Lavendel und Kamille können einen besseren Schlaf fördern.

- **Schmerzlinderung**: Einige ätherische Öle, z. B. Eukalyptus und Pfefferminze, haben schmerzlindernde Eigenschaften und können helfen, die mit saurem Reflux verbundenen Beschwerden zu lindern.

Auch wenn die Aromatherapie von Nutzen sein kann, darf man nicht vergessen, dass ätherische Öle stark sind und mit Vorsicht verwendet, werden sollten. Sie sollten immer verdünnt werden, bevor sie auf die Haut aufgetragen werden, und nicht alle Öle sind zum Einnehmen geeignet. Wenn Sie die Aromatherapie als Teil Ihres Plans zur Behandlung von saurem Reflux in Erwägung ziehen, sollten Sie dies unbedingt mit Ihrem Arzt besprechen. Und beziehen Sie Ihre ätherischen Öle immer von seriösen Anbietern, um sicherzustellen, dass sie rein und von hoher Qualität sind.

Bei der **Massagetherapie** werden die Weichteile des Körpers manipuliert, um die Entspannung zu fördern, die Durchblutung zu verbessern und Verspannungen zu lösen. Auch wenn sie nicht direkt mit saurem Reflux in Verbindung zu bringen ist, kann sie auf verschiedene Weise Linderung verschaffen. Im Folgenden erfahren Sie mehr darüber, wie die Massagetherapie bei der Behandlung von Refluxsymptomen helfen kann:

- **Stressabbau**: Stress kann die Symptome von saurem Reflux verschlimmern, da er die Produktion von Magensäure erhöht. Massagen sind eine gut dokumentierte Methode zum Stressabbau und zur Förderung der Entspannung. Indem sie hilft, Stress abzubauen, kann die Massagetherapie indirekt dazu beitragen, saure Refluxsymptome zu kontrollieren;
- **Verbesserte Verdauung**: Bestimmte Arten der Massage, wie die Bauchmassage, können die Verdauung verbessern. Eine sanfte Massage des Bauches im Uhrzeigersinn kann die Verdauung und den Stuhlgang anregen und so Blähungen und Verstopfung reduzieren, die zu saurem Reflux beitragen können;
- **Entspannung der Muskulatur**: Die Speiseröhre ist ein muskulöser Schlauch, und Verspannungen oder Krämpfe in der Speiseröhrenmuskulatur können zu saurem Reflux beitragen. Durch die Förderung der allgemeinen Muskelentspannung kann die Massagetherapie möglicherweise zur Linderung dieser Symptome beitragen;
- **Besserer Schlaf**: Schlechter Schlaf oder Schlafstörungen sind bei Menschen mit saurem Reflux häufig. Eine Massagetherapie kann die Schlafqualität verbessern, was zu einer besseren Kontrolle des sauren Refluxes führt;
- **Atmungstechniken**: Einige Massagetherapien beinhalten Elemente der kontrollierten Atmung, die helfen können, Stress zu bewältigen und die Zwerchfellbewegung zu verbessern, was möglicherweise zu einer besseren Kontrolle der sauren Refluxsymptome beiträgt;
- **Verbesserung der Körperhaltung**: Eine schlechte Körperhaltung kann zu saurem Reflux beitragen, da sie Druck auf den Bauch ausübt und die Funktion des unteren Ösophagussphinkters beeinträchtigt. Eine Massagetherapie kann dazu beitragen, die Haltung zu verbessern, insbesondere wenn sie mit Kräftigungsübungen kombiniert wird.

Denken Sie daran, dass eine Massagetherapie zwar einige Vorteile bieten kann, aber kein Heilmittel für sauren Reflux ist. Sie sollte in Verbindung mit einer Ernährungsumstellung, einer Änderung des Lebensstils und einer medizinischen Behandlung, wie von Ihrem Arzt empfohlen, eingesetzt werden. Suchen Sie immer einen zertifizierten Massagetherapeuten auf und sprechen Sie offen mit ihm über Ihren Zustand und Ihr Wohlbefinden während der Behandlung.

Mind-Body-Praktiken umfassen eine Vielzahl von Techniken, die darauf abzielen, die Fähigkeit des Geistes zu verbessern, Körperfunktionen und Symptome zu beeinflussen. Sie können eine wichtige Rolle bei der Bewältigung von Refluxsymptomen spielen. Hier ist eine ausführliche Erkundung:

- **Meditation**: Indem sie den Geist beruhigt und Stress abbaut, kann Meditation die körpereigene Produktion von Magensäure verringern, was wiederum zu einem Rückgang der Refluxsymptome führen kann. Regelmäßiges Üben kann Ihnen helfen, ein besseres Bewusstsein für Ihren Körper zu entwickeln und Stressauslöser zu erkennen und zu bewältigen, die Ihren Zustand verschlimmern könnten;

- **Yoga**: Yoga kombiniert Körperhaltungen, Atemübungen und Meditation. Bestimmte Körperhaltungen, z. B. solche, die den Oberkörper aufrichten, können helfen, den Säurereflux zu reduzieren. Außerdem können die beim Yoga angewandten tiefen Atem- und Entspannungstechniken helfen, Stress zu bewältigen, der bekanntermaßen zu saurem Reflux beiträgt;
- **Tai-Chi**: Diese chinesische Kampfsportart fördert die Gelassenheit durch sanfte, fließende Bewegungen und tiefe Atmung. Regelmäßiges Üben kann dazu beitragen, Stress abzubauen und die Verdauung zu fördern, wodurch die Symptome von saurem Reflux möglicherweise gemildert werden;
- **Biofeedback**: Beim Biofeedback werden elektronische Sensoren eingesetzt, die Ihnen helfen, Ihre Körperfunktionen, wie z. B. die Herzfrequenz, zu erkennen und zu kontrollieren. Es kann zur Stressbewältigung und zur Förderung der Entspannung eingesetzt werden, was für Menschen mit saurem Reflux von Vorteil sein kann. Einige Biofeedback-Techniken zielen auch darauf ab, den unteren Ösophagussphinkter zu stärken, um saurem Reflux vorzubeugen;
- **Hypnotherapie**: Hypnose kann eingesetzt werden, um die Entspannung zu fördern, Stress zu bewältigen und die Schmerzwahrnehmung zu verändern. Sie kann auch eingesetzt werden, um positive Ernährungsumstellungen und gesündere Essgewohnheiten zu fördern und so zu einem besseren Management des sauren Refluxes beizutragen;
- **Geführte Imaginationen**: Bei dieser Methode konzentriert man sich auf angenehme Bilder, um negative oder stressige Gefühle zu ersetzen. Sie kann helfen, Stress zu bewältigen und die Entspannung zu fördern, wodurch die Häufigkeit und Schwere von Sodbrennen verringert werden kann;
- **Achtsames Essen**: Bei dieser Übung wird langsam gegessen, jeder Bissen genossen und auf das Sättigungsgefühl geachtet. Achtsames Essen kann übermäßiges Essen verhindern, Stress reduzieren und eine bessere Verdauung fördern, was alles zu einem besseren Management von saurem Reflux beitragen kann.

Denken Sie daran, dass es wichtig ist, diesen Praktiken mit einem offenen Geist und Geduld zu begegnen. Sie verschaffen vielleicht nicht sofortige Linderung, aber bei konsequenter Anwendung können sie ein wirksames Mittel zur Bewältigung der Refluxsymptome sein.

SÄURE-REFLUX-DIÄT

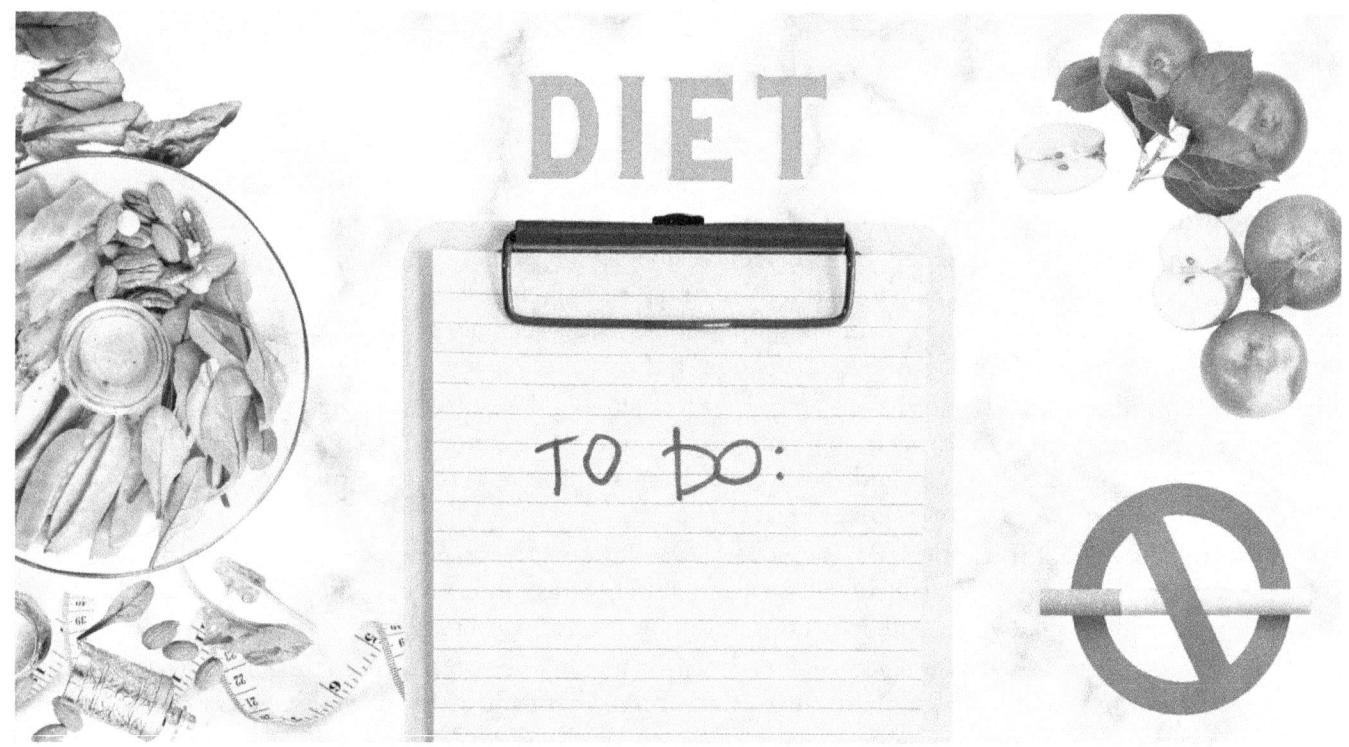

Die Ernährung ist wichtig für die Gesundheit des Magen-Darm-Trakts und des gesamten Körpers. Der Magen-Darm-Trakt ist die erste Reaktion des Körpers auf alles, was in den Körper gelangt, da er direkt mit der Nahrung in Berührung kommt, die Sie während der Mahlzeiten zu sich nehmen. Daher kann die Einhaltung einer säurerückflussfreundlichen Ernährung einen erheblichen Einfluss auf die Gesundheit Ihres Darms haben, ebenso wie die Behandlung oder Vermeidung von Symptomen.

Die Erhaltung eines gesunden Darms, der frei von Säurerefluxsymptomen ist, muss keine schwierige Aufgabe sein. Eine bewusste Entscheidung darüber, was, wann und wie viel Sie essen, ist entscheidend für die Regulierung und schließlich die Behandlung Ihrer Symptome. Sie müssen sich jedoch darüber im Klaren sein, dass die Gründe für Ihre Entscheidung nur bei Ihnen selbst liegen. Darüber hinaus haben Ihre Entschlossenheit, Ihre Bereitschaft und Ihr persönlicher Weg Einfluss darauf, was Ihnen bei der Bewältigung Ihrer Symptome hilft.

Der erste Schritt zur Bewältigung von saurem Reflux besteht darin, Ihre Ernährung in den Griff zu bekommen, denn bestimmte Lebensmittel können die Symptome lindern oder verschlimmern. Sie müssen zunächst herausfinden, was für Sie am besten geeignet ist, um Ihre ideale Ernährung zusammenzustellen. Da die Symptome bei jedem Menschen unterschiedlich ausgeprägt sind, wirken nicht alle Auslöser und Behandlungen bei jedem Menschen gleichermaßen.

Ihr bester diätetischer Schutz gegen GERD besteht darin, Lebensmittel zu meiden, die Ihre Symptome verschlimmern können, und eine Kerngruppe gesunder, nährstoffreicher Lebensmittel zu sich zu nehmen, die Ihre Gesundheit und die Funktion Ihres Verdauungssystems optimieren.

Bestimmte Lebensmittel können die Symptome entweder direkt verschlimmern, indem sie eine bereits empfindliche Speiseröhre reizen, oder indirekt zu einem weiteren Säurerückfluss beitragen, indem sie beispielsweise den unteren Speiseröhrenschließmuskel entspannen oder zusätzlichen Druck im Bauchraum erzeugen, was beides dazu beitragen kann, die Magensäure nach oben zu drücken. Die Auslöser von saurem Reflux können von Person zu Person unterschiedlich sein, so dass eine sorgfältige Beobachtung erforderlich ist, um zu verstehen, wie bestimmte Lebensmittel Ihre Symptome beeinflussen. Es gibt jedoch eine Kerngruppe von Lebensmitteln, die von GERD-Patienten häufig als Auslöser genannt werden.

Zitrusfrüchte wie Orangen, Grapefruits und Zitronen (und deren Säfte) sowie Produkte auf Tomatenbasis wie Soßen und Ketchup werden von GERD-Patienten möglicherweise weniger gut vertragen, da sie etwas säurehaltiger sind als die meisten anderen Lebensmittel. Was Verdauungsprobleme betrifft, so sind Knoblauch und Zwiebeln häufige Übeltäter; sie können zu Blähungen und Völlegefühl beitragen und gleichzeitig das Refluxrisiko erhöhen, da sie die LES entspannen. Scharfe Lebensmittel werden häufig als Refluxauslöser identifiziert und können eine bereits geschädigte Speiseröhre reizen. Darüber hinaus erhöht eine Ernährung mit einem hohen Anteil an Fleisch, Ölen und fettigen oder gebratenen Lebensmitteln das Risiko für sauren Reflux, da sie die Entleerung des Magens verlangsamen.

Auf der anderen Seite des Spektrums sind Fisch und ballaststoffreiche Lebensmittel wie Gemüse, Hülsenfrüchte, Nüsse, Samen und Vollkornprodukte alles Lebensmittel, die meiner Meinung nach besonders wichtig für eine gesunde Ernährung sind. In einer 2005 im British Medical Journal veröffentlichten Studie wurde festgestellt, dass eine ballaststoffreiche Ernährung mit einem geringeren Risiko für GERD-bedingte Symptome verbunden ist. Dies liegt zum Teil daran, dass ein niedriger Ballaststoffgehalt dazu führt, dass sich die Nahrung langsamer und ineffizienter durch den Verdauungstrakt bewegt, was das Risiko für Reflux und andere Magen-Darm-Probleme erhöht. Darüber hinaus hat eine 2017 im Journal of the American Medical Association veröffentlichte Studie herausgefunden, dass eine mediterrane Ernährung, bei der der Schwerpunkt auf Proteinen aus vorwiegend pflanzlichen Quellen wie Hülsenfrüchten, Nüssen, Samen und einigen Meeresfrüchten liegt, bei einer Gruppe von LPR-Patienten in Bezug auf die Symptomreduzierung ebenso wirksam war wie Medikamente.

Bei der Planung einer GERD-freundlichen Ernährung ist es auch wichtig, die FODMAPs zu kennen, d. h. kurzkettige Kohlenhydrate, die im Dünndarm schlecht resorbiert werden und zu Blähungen führen, die den intraabdominalen Druck erhöhen können.

Wenn Sie nicht nur an GERD, Reflux oder Sodbrennen, sondern auch an einem Reizdarmsyndrom (IBS) leiden, sollten Sie einen Arzt aufsuchen, der Sie berät, wie Sie eine FODMAP-arme Ernährung am besten umsetzen können.

WAS MAN ESSEN UND TRINKEN SOLLTE

Die unten aufgeführten Lebensmittel helfen Ihnen, die Symptome von saurem Reflux in den Griff zu bekommen. Wenn Sie unter saurem Reflux leiden, versuchen Sie, eines oder mehrere dieser Lebensmittel zu essen, um sich zu helfen. Einige können für Sie wirksamer sein als andere, also lassen Sie sich nicht entmutigen, wenn Sie etwas essen und keinen großen Unterschied bemerken. Sie werden mit der Zeit herausfinden, welche Lebensmittel für Sie am besten geeignet sind.

Gemüse

Wir alle wissen um die gesundheitlichen Vorteile von Gemüse. Wenn Sie mehr Gemüse in Ihren Speiseplan aufnehmen, wird Ihr Körper mit mehr Nährstoffen versorgt. Es hat von Natur aus einem niedrigen Fett- und Säuregehalt. Grünes Blattgemüse, Kartoffeln, Gurken, Brokkoli und Blumenkohl sind eine gute Wahl.

Ingwer

Bitte denken Sie nicht, dass Sie einen ganzen Daumen voll Ingwer essen müssen. Zum Glück brauchen Sie nicht viel davon, um seine Vorteile zu genießen. Ingwer kann leicht in Ihre Ernährung integriert werden, indem Sie geschnittene oder zerkleinerte Stücke in Ihr Essen oder in Smoothies geben. Ingwertee ist eine weitere Möglichkeit. Ingwer ist ein natürliches, entzündungshemmendes Lebensmittel, das bei vielen Magen-Darm-Problemen besonders hilfreich ist.

Hafer

Alles, was viele Ballaststoffe enthält, ist gut für die Verdauung und kann helfen, sauren Reflux zu lindern. Hafer ist einfach zuzubereiten und enthält viele Ballaststoffe. Sie können ihn leicht in Ihre Ernährung einbauen, indem Sie ihn zum Frühstück mit Obst essen.

Obst ohne Zitrusfrüchte

Der Verzehr von Obst ist äußerst gesundheitsfördernd, so dass ein erhöhter Verzehr Ihrem Körper zugutekommen wird. Zitrusfrüchte enthalten viel Säure und sollten vermieden werden. Bananen, Äpfel, Melonen und Birnen können in Ihren Speiseplan aufgenommen werden.

Meeresfrüchte und mageres Fleisch

Mager ist hier das Schlüsselwort. Diese Fleischsorten enthalten viel Eiweiß und wenig Fett. Meeresfrüchte, Truthahn und Huhn sind einige Beispiele für diese Lebensmittel. Am besten ist es, sie zu grillen, zu pochieren oder zu backen. Niemals etwas braten.

Eiweiß

Obwohl das Ei reich an Nährstoffen und Eiweiß ist, enthält das Eigelb auch viel Fett. Dies kann zu saurem Reflux führen. Die Verwendung von Eiweiß ist eine gute Möglichkeit, Eiweiß zu erhalten, ohne Fett zuzuführen.

Ungesunde Fette

Saurer Reflux kann durch den Verzehr gesunder Fette gemildert werden. Gesättigte Fette und Transfette sind die Hauptverursacher des Problems. Ein übermäßiger Fettkonsum ist zwar ungesund, aber gesunde Fette enthalten viele Nährstoffe und können helfen, die Symptome des sauren Refluxes zu verringern. Olivenöl, Leinsamen, Mandeln, Avocados und andere gesunde Fettquellen sind verfügbar.

Kräutertee

Kräutertees sind hervorragend für die Verdauung und andere Verdauungsprobleme geeignet. Die besten Tees für sauren Reflux sind Kamille, Süßholz und Ingwer. Sie können Ihnen helfen, sich besser zu fühlen, indem sie Ihren Magen beruhigen. Vermeiden Sie jedoch Pfefferminztees.

Smoothies

Sie sind eine hervorragende Möglichkeit, die Nährstoffzufuhr zu erhöhen. Das Beste daran ist, dass Sie Zutaten hinzufügen können, die gegen Sodbrennen helfen. Bananen, Äpfel, Ingwer und andere Früchte ohne Zitrusfrüchte sind eine gute Wahl. Smoothies sind leicht zu verdauen, einfach zu schlucken und sehr erfrischend. Die richtigen Zutaten in einem Smoothie können bei saurem Reflux und seinen Symptomen helfen.

Fruchtsäfte

Wir haben bereits darüber gesprochen, dass Sie Zitrusfrüchte in Ihrer Ernährung vermeiden sollten, aber Zitrusfrüchte sind nicht die einzigen, aus denen sich hervorragende Säfte herstellen lassen. Auch Nicht-Zitrusfrüchte können in großen Mengen entsaftet werden. Kaltgepresste Säfte sind eine hervorragende Quelle für Fruchtsaft. Sie sind nährstoffreich und frei von unnötigen Zutaten und Aromastoffen. Sie können sie im Handel kaufen oder einen Entsafter verwenden, um das Beste aus Ihrem Obst und Gemüse herauszuholen. Karotte, Ingwer, Aloe Vera, Wassermelone und Gurke sind eine ausgezeichnete Wahl.

Wasser

Wir alle sollten ausreichend Wasser in unsere Ernährung aufnehmen. Der neutrale PH-Wert des Wassers kann helfen, den PH-Wert einer sauren Mahlzeit anzuheben. Wenn Sie zu viel Wasser trinken, kann sich das negativ auf den Säurereflux auswirken, deshalb sollten Sie es nicht übertreiben. Wenn Sie nur dann trinken, wenn Sie durstig sind, sollte es Ihnen gut gehen. Am besten ist es, nicht zu viel darüber nachzudenken.

WAS ZU VERMEIDEN IST

Es gibt einige Diskussionen darüber, welche Lebensmittel sauren Reflux verursachen. Es hat sich jedoch gezeigt, dass bestimmte Mahlzeiten bei vielen Menschen Säureprobleme verursachen. Vielleicht haben Sie bemerkt, dass Sie Sodbrennen bekommen, wenn Sie bestimmte Lebensmittel essen. Dies ist nicht die einzige Ursache für sauren Reflux, kann aber ein Auslöser sein. Um die Symptome in den Griff zu bekommen, ist es wichtig, alles zu vermeiden, was Ihren Körper aus dem Gleichgewicht bringen könnte. Schauen Sie sich diese Liste der häufigsten auslösenden Lebensmittel an, um zu sehen, ob Sie Probleme mit ihnen haben.

Fettige Lebensmittel

Obwohl es sich hierbei um eine weit gefasste Kategorie handelt, kommen Ihnen beim Lesen dieser Liste sicher einige Dinge in den Sinn: gebratene Speisen, Fast Food, Vollfett-Milchprodukte und fettes Fleisch. Fettige Lebensmittel führen zu einem Rückstau der Magensäure und verzögern die Magenentleerung. Es ist besser, diese Lebensmittel so weit wie möglich zu vermeiden. Sie schaden meist mehr als sie nützen.

Tomaten und Zitrusfrüchte

Dies sind sehr säurehaltige Früchte und sollten von Menschen mit saurem Reflux nicht verzehrt werden. Bemühen Sie sich, sie zu meiden. Orangen, Zitronen und Ananas stehen auf der Liste.

Schokolade

Die meisten Menschen wären traurig, wenn sie dieses Lebensmittel meiden würden. Leider hat sich gezeigt, dass Schokolade aufgrund des darin enthaltenen Methylxanthins den sauren Reflux verstärkt.

Scharfe Küche

Diese Lebensmittel verursachen nicht bei allen Menschen Reflux, aber bei einigen können sie Probleme verursachen. Am besten verfolgen Sie, was mit Ihrem Körper nach dem Verzehr solcher Lebensmittel passiert. Manchmal ist die Zubereitungsart oder das Gericht selbst das Problem, nicht die gesamte Lebensmittelkategorie.

Minze und Koffein

Bei einigen Menschen wird berichtet, dass sie nach dem Genuss von Kaffee oder dem Kauen von Minzkaugummi unter saurem Reflux leiden. Wenn Sie dies bemerken, versuchen Sie, diese beiden Dinge zu vermeiden. Wählen Sie stattdessen koffeinfreien Kaffee und minzfreie Kaugummis und Süßigkeiten.

EINBEZIEHUNG EINER AUSGEWOGENEN ERNÄHRUNG

Eine ausgewogene Ernährung ist für jeden Aspekt der Gesundheit wichtig, auch für die Behandlung der gastroösophagealen Refluxkrankheit (GERD). Wenn Sie Ihren Körper mit einer Vielzahl von nährstoffreichen Lebensmitteln ernähren, fördern Sie nicht nur Ihr allgemeines Wohlbefinden, sondern schaffen auch ein Umfeld, in dem GERD-Symptome besser kontrolliert und gelindert werden können. In diesem Kapitel werden die wichtigsten Bestandteile einer ausgewogenen Ernährung zur Behandlung von GERD erläutert.

Erstens: Abwechslung ist der Schlüssel zu einer ausgewogenen Ernährung. Der Verzehr eines breiten Spektrums von Lebensmitteln stellt sicher, dass Sie eine Mischung aus verschiedenen Nährstoffen zu sich nehmen. Achten Sie darauf, eine große Auswahl an Obst, Gemüse, magerem Eiweiß, Vollkornprodukten und gesunden Fetten in Ihre Mahlzeiten einzubauen. Denken Sie daran, dass einige dieser Lebensmittelgruppen zwar potenzielle Auslöser für GERD enthalten können, aber auch solche, die GERD-freundlich sind. Während beispielsweise Zitrusfrüchte einen sauren Reflux auslösen können, werden Bananen, Melonen und Äpfel in der Regel gut vertragen.

Eiweiß ist ein wesentlicher Bestandteil jeder Ernährung, auch einer GERD-freundlichen. Entscheiden Sie sich für magere Eiweißquellen wie Geflügel ohne Haut, mageres Fleisch, Fisch und Hülsenfrüchte, die Sie mit den notwendigen Nährstoffen versorgen, ohne die GERD-Symptome zu verschlimmern. Die Kombination dieser Eiweißquellen mit Vollkornprodukten kann zusätzliche Vorteile bringen. Lebensmittel wie Quinoa, Hafer, brauner Reis und Vollkornbrot sind nicht nur GERD-freundlich, sondern versorgen den Körper auch mit wichtigen Ballaststoffen, die die Gesundheit der Verdauung fördern.

Obst und Gemüse sollten im Mittelpunkt einer ausgewogenen Ernährung stehen. Abgesehen von den wenigen Obst- und Gemüsesorten, die GERD-Symptome auslösen können, sind die meisten unglaublich gesund. Sie sind fettarm und enthalten viele Ballaststoffe, was beides dazu beitragen kann, GERD-Symptome zu lindern. Versuchen Sie, eine Vielzahl von Farben in Ihre Mahlzeiten einzubauen, da verschiedenfarbiges Obst und Gemüse unterschiedliche Nährstoffe liefert.

Gesunde Fette, wie sie in Avocados, Olivenöl, Nüssen und Samen enthalten sind, sind ebenfalls wichtig. Es stimmt zwar, dass fettreiche Mahlzeiten GERD-Symptome auslösen können, aber nicht alle Fette sind gleich. Diese einfach und mehrfach ungesättigten Fette können wichtige Nährstoffe liefern, ohne die Reflux auslösende Wirkung von gesättigten und Transfetten zu haben.

Schließlich ist die Kontrolle der Portionen entscheidend. Selbst GERD-freundliche Lebensmittel können zu Symptomen führen, wenn sie im Übermaß gegessen werden. Übermäßiges Essen kann Druck auf den unteren Ösophagussphinkter ausüben, was zu saurem Reflux führt. Um dies zu vermeiden, sollten Sie über den Tag verteilt kleinere, häufigere Mahlzeiten zu sich nehmen, anstatt drei große Mahlzeiten.

Um die Details einer ausgewogenen Ernährung zur Behandlung von GERD zu verstehen, ist es wichtig, die Feinheiten der einzelnen Lebensmittelgruppen zu kennen und zu wissen, wie sie zu Ihrer allgemeinen Gesundheit und Ihrem Wohlbefinden beitragen. Gehen wir näher auf die einzelnen Gruppen ein:

Proteine: Mageres Eiweiß ist entscheidend für die Gewebereparatur und -wiederherstellung. Sie helfen auch bei der Produktion von Enzymen und Hormonen. Entscheiden Sie sich für fettarme Optionen wie Huhn ohne

Haut, Pute, Fisch oder pflanzliche Proteine wie Linsen und Kichererbsen. Vermeiden Sie gebratenes oder stark verarbeitetes Fleisch, da es Reflux auslösen kann.

Vollkornprodukte: Vollkorngetreide bietet eine Vielzahl von Vorteilen, von der Regulierung der Verdauung bis zur Verringerung des Risikos von Herzerkrankungen. Sie sind reich an Ballaststoffen, die Verstopfung vorbeugen und die Darmgesundheit fördern können, was wiederum bei der Behandlung von GERD hilfreich ist. Beispiele sind Vollkornweizen, brauner Reis, Quinoa, Gerste und Hafer.

Obst und Gemüse: Sie sind aufgrund ihres hohen Nährstoff- und Ballaststoffgehalts die Eckpfeiler einer gesunden Ernährung. Jedes Obst und Gemüse bietet unterschiedliche Vorteile: Bananen sind beispielsweise für ihre säurehemmende Wirkung bekannt, und Blattgemüse liefert eine Reihe von Vitaminen und Mineralstoffen. Vermeiden Sie jedoch potenzielle GERD-Auslöser wie Zitrusfrüchte, Tomaten und Zwiebeln.

Gesunde Fette: Sie sind für die Aufnahme von fettlöslichen Vitaminen notwendig und spielen eine entscheidende Rolle für die Gehirnfunktion. Einfach und mehrfach ungesättigte Fette, die in Lebensmitteln wie Avocados, Olivenöl und Nüssen enthalten sind, sind herzfreundlich und tragen im Allgemeinen nicht zu saurem Reflux bei. Denken Sie jedoch daran, dass auch bei gesunden Fetten Maßhalten angesagt ist.

Portionskontrolle: Unabhängig von der Art der Lebensmittel kann übermäßiges Essen den Magen dehnen und Druck auf die LES ausüben, was zu saurem Reflux führt. Daher ist die Kontrolle der Portionen entscheidend. Die Verwendung kleinerer Teller und Schüsseln, die Beachtung von Hunger- und Sättigungsgefühlen und langsames Essen können helfen, die Portionsgrößen zu halten.

Flüssigkeitszufuhr: Die richtige Flüssigkeitszufuhr fördert die Verdauung, beugt Verstopfung vor und sorgt dafür, dass Ihr Körper optimal funktioniert. Wasser ist die beste Wahl, um hydriert zu bleiben. Vermeiden Sie zuckerhaltige Getränke und schränken Sie Koffein und Alkohol ein, da diese die GERD-Symptome verschlimmern können.

Nahrungsergänzungsmittel: Auch wenn der Schwerpunkt immer auf der Nährstoffzufuhr über die Nahrung liegen sollte, kann die Einnahme von Nahrungsergänzungsmitteln unter bestimmten Umständen von Vorteil sein, z. B. Vitamin B12 oder Kalziumpräparate für Personen, die eine Langzeit-PPI-Therapie durchführen. Vor der Einnahme von Nahrungsergänzungsmitteln sollte immer ein Arzt konsultiert werden.

Die Einbeziehung dieser Elemente in Ihre Ernährung kann zu einem abgerundeten, nährstoffreichen Ernährungsplan führen, der nicht nur die GERD-Symptome lindert, sondern auch zur allgemeinen Gesundheit und zum Wohlbefinden beiträgt.

TIPPS ZUM ERKENNEN PERSÖNLICHER AUSLÖSER

Ein Lebensmitteltagebuch führen

Das Führen eines Lebensmitteltagebuchs ist ein akribischer, aber lohnender Prozess. Dazu gehört, dass Sie jeden Tag alles aufschreiben, was Sie zu sich nehmen, und die darauffolgenden körperlichen Reaktionen notieren. Diese Aufzeichnungen sollten den Zeitpunkt jeder Mahlzeit oder jedes Snacks, die verwendeten Zutaten, die Zubereitungsmethoden und die Portionsgrößen enthalten. Führen Sie außerdem ein Protokoll über Ihre Symptome - Art, Intensität, Dauer und Zeitpunkt ihres Auftretens im Zusammenhang mit den Mahlzeiten. Wenn Sie diese Aufzeichnungen über einen längeren Zeitraum hinweg genau betrachten, können Sie Muster und Zusammenhänge zwischen Ihrer Ernährung und Ihren Refluxsymptomen erkennen.

Berücksichtigen Sie Portionsgrößen

Die Kontrolle der Portionen ist ein weiterer wichtiger Faktor bei der Behandlung von saurem Reflux. Selbst Lebensmittel, die in der Regel unbedenklich sind, können Symptome auslösen, wenn sie im Übermaß verzehrt werden. Achten Sie daher genau auf die Portionsgrößen. Machen Sie sich die Praxis des achtsamen Essens zu eigen: Genießen Sie jeden Bissen, essen Sie langsam, und hören Sie auf die Signale Ihres Körpers, wenn Sie satt sind. Auf diese Weise können Sie übermäßiges Essen vermeiden und das Risiko von saurem Reflux verringern.

Das Timing ist entscheidend

Der Zeitpunkt der Mahlzeiten hat einen erheblichen Einfluss auf den sauren Reflux. Wenn Sie zu kurz vor dem Schlafengehen essen oder sich unmittelbar nach einer Mahlzeit hinlegen, kann die Magensäure leicht in die Speiseröhre zurückfließen und Reflux verursachen. Am besten nehmen Sie Ihre letzte Mahlzeit des Tages mindestens drei Stunden vor dem Schlafengehen ein. Bleiben Sie außerdem nach dem Essen aufrecht stehen, um die Schwerkraft zu unterstützen, damit der Mageninhalt nach unten fließt.

Suchen Sie professionelle Hilfe

Es kann schwierig sein, die persönlichen Auslöser zu identifizieren. Wenn es Ihnen schwerfällt, sollten Sie nicht zögern, einen Diätassistenten oder Ernährungsberater zu Rate zu ziehen. Diese Fachleute können Ihnen dabei helfen, mögliche Auslöser zu erkennen, Muster zu entschlüsseln und individuelle Ernährungsempfehlungen zu geben, um Ihre Symptome effektiv zu behandeln.

Versuch und Irrtum

Manchmal lässt sich ein Auslöser nur durch einen Ausschlussprozess ermitteln. Dazu gehört, dass Sie verdächtige Lebensmittel vorübergehend von Ihrem Speiseplan streichen und beobachten, ob sich Ihre Symptome verändern. Wenn sich die Symptome nach dem Weglassen eines bestimmten Lebensmittels verbessern, handelt es sich wahrscheinlich um einen Auslöser. Sie können dann beschließen, dieses Lebensmittel in Ihrer Ernährung einzuschränken oder ganz zu vermeiden.

Berücksichtigen Sie andere Faktoren

Neben der Ernährung und den Essgewohnheiten ist es wichtig, daran zu denken, dass auch andere Lebensstilfaktoren einen Einfluss auf den sauren Reflux haben können. Stress, schlechte Schlafqualität, bestimmte Medikamente und körperliche Beschwerden wie Übergewicht oder Schwangerschaft sind mögliche Auslöser. Diese Faktoren sollten berücksichtigt werden, wenn Sie daran arbeiten, Ihren sauren Reflux in den Griff zu bekommen.

Denken Sie daran, dass jeder Körper anders reagiert. Was bei der einen Person einen sauren Reflux auslöst, hat bei einer anderen Person möglicherweise nicht die gleiche Wirkung. Der Schlüssel liegt darin, ein individuelles Gleichgewicht in der Ernährung und im Lebensstil zu finden, das Ihnen hilft, Ihre Refluxsymptome in den Griff zu bekommen und gleichzeitig eine zufriedenstellende und nahrhafte Ernährung beizubehalten.

TIPPS & TRICKS FÜR DIE EINHALTUNG DER DIÄT

Auch wenn es auf den ersten Blick schwierig erscheint, ist die Planung von Mahlzeiten mit den richtigen Mitteln und der richtigen Einstellung leicht zu bewältigen. Um die Effektivität Ihrer Essensplanung zu gewährleisten, sollten Sie die folgenden Ratschläge beachten:

1. **Fangen Sie klein an:** Wenn Sie Ihre Mahlzeiten noch nie geplant haben, versuchen Sie nicht, alles auf einmal zu machen. Planen Sie die Mahlzeiten für eine Woche im Voraus. Wenn Sie sich daran gewöhnt haben, können Sie zu einem monatlichen oder vierzehntägigen Zeitplan übergehen.

2. **Seien Sie flexibel:** Auch wenn es eine gute Idee ist, einen Plan zu machen, treten häufig unerwartete Ereignisse auf. Flexibilität ist unerlässlich, da die Pläne möglicherweise geändert werden müssen. Halten Sie immer eine Ausweichstrategie bereit, falls etwas nicht klappt, z. B. ein einfaches Rezept oder ein Tiefkühlgericht.

3. **Berücksichtigen Sie Ihren Zeitplan:** Berücksichtigen Sie bei der Planung Ihrer Mahlzeiten für die Woche auch Ihren Zeitplan. Planen Sie schnelle und einfache Mahlzeiten für hektische Tage und heben Sie sich die komplizierteren Mahlzeiten für Zeiten auf, in denen Sie mehr Zeit haben.

4. **Planen Sie für Reste:** Eine ausgezeichnete Technik zur Planung von Mahlzeiten ist es, nur einmal zu kochen und zweimal zu essen. Das spart sowohl Zeit als auch Mühe. Vergessen Sie nicht, Reste in Ihren Plan einzubeziehen.

5. **Bieten Sie eine Vielzahl von Lebensmitteln an:** Ein abwechslungsreicher Speiseplan hält die Mahlzeiten interessant und garantiert, dass Sie eine Vielzahl von Nährstoffen zu sich nehmen. Es sollte eine Vielzahl von Proteinen, Getreide, Obst und Gemüse verzehrt werden.

6. **Durchsuchen Sie zuerst Ihre Vorratskammer:** Schauen Sie sich an, was Sie derzeit haben, bevor Sie eine Liste mit Dingen erstellen, die Sie kaufen möchten. Möglicherweise haben Sie Produkte übersehen, die Sie zu Ihren Mahlzeiten hinzufügen können, was Ihnen helfen kann, Geld zu sparen.

7. **Erstellen Sie eine Routine für die Essenszubereitung:** Legen Sie einen festen Tag in der Woche fest, an dem Sie Mahlzeiten zubereiten. Das kann jeder Tag sein, der Ihnen am besten passt, auch ein Sonntag. Wenn Sie Ihre Mahlzeiten im Voraus zubereiten, können Sie im Laufe der Arbeitswoche viel Zeit und Nerven sparen.

8. **Erstellen Sie eine Einkaufsliste (und halten Sie sich daran!):** Nachdem Sie Ihr Menü durchdacht haben, machen Sie eine Einkaufsliste und halten Sie sich daran. Eine Liste hilft Ihnen, sich an alles zu erinnern und impulsive Einkäufe zu vermeiden, die zu Verschwendung und überhöhten Preisen führen könnten.

9. **Nutzen Sie Mahlzeiten aus der Tiefkühltruhe:** In Zeiten, in denen Sie keine Lust zum Kochen haben, können Tiefkühlgerichte sehr nützlich sein. Bereiten Sie einige Mahlzeiten in größeren Mengen zu und frieren Sie die Hälfte davon für später ein.

10. **Beziehen Sie die Familie mit ein:** Wenn Sie mit anderen zusammenleben, beziehen Sie sie in die Zubereitung und Planung der Mahlzeiten ein. Wenn sich alle an der Planung beteiligen, kann dies die Arbeitslast verteilen und die Wahrscheinlichkeit erhöhen, dass die Mahlzeiten allen schmecken.

Denken Sie daran, dass die Planung von Mahlzeiten eine Fähigkeit ist, die Zeit braucht, um sich zu entwickeln, also seien Sie anfangs nicht zu streng mit sich selbst. Mit ein wenig Übung und diesen hilfreichen Tipps und Tricks werden Sie im Handumdrehen zum Profi bei der Essensplanung.

ANPASSUNG IHRER ESSGEWOHNHEITEN FÜR EINE OPTIMALE VERDAUUNG

Eine gesunde Verdauung ist für Ihr allgemeines Wohlbefinden von entscheidender Bedeutung. Sie hilft Ihrem Körper bei der Aufnahme wichtiger Nährstoffe, unterstützt Ihr Immunsystem und kann sogar Ihre Stimmung beeinflussen. Im Folgenden erfahren Sie, wie Sie Ihre Essgewohnheiten anpassen können, um eine optimale Verdauung zu fördern:

1. **Kauen Sie Ihr Essen gut:** Der Verdauungsprozess beginnt in Ihrem Mund. Gründliches Kauen der Nahrung hilft, sie aufzuschlüsseln, so dass sie in eine flüssige Substanz umgewandelt werden kann, was die

Verdauung fördert. Außerdem hat Ihr Körper so mehr Zeit, Ihnen zu signalisieren, dass er satt ist, wodurch die Gefahr des Überessens verringert wird;

2. **Essen Sie regelmäßige, ausgewogene Mahlzeiten**: Regelmäßige Essenszeiten können Ihrem Verdauungssystem helfen, eine Routine zu entwickeln. Außerdem ist es wichtig, ausgewogene Mahlzeiten zu essen, die Eiweiß, Ballaststoffe und gesunde Fette enthalten. Eine ausgewogene Ernährung kann Problemen wie Verstopfung vorbeugen und sicherstellen, dass Ihr Verdauungssystem richtig funktioniert;

3. **Bleiben Sie hydriert**: Wasser spielt eine wichtige Rolle bei der Verdauung. Es hilft, die Nahrung aufzuspalten, damit der Körper die Nährstoffe aufnehmen kann. Trinken Sie mindestens 8 Gläser Wasser pro Tag. Lebensmittel mit hohem Wassergehalt, wie Obst und Gemüse, können ebenfalls zu Ihrem Wasserhaushalt beitragen;

4. **Achten Sie auf Ihre Ballaststoffzufuhr**: Ballaststoffe machen Ihre Ernährung fülliger und beugen Verstopfung vor, indem sie einen regelmäßigen Stuhlgang fördern. Bauen Sie Ballaststoffquellen wie Vollkornprodukte, Obst, Gemüse und Hülsenfrüchte in Ihre Ernährung ein;

5. **Begrenzen Sie fettige Lebensmittel**: Fettige Lebensmittel können den Verdauungsprozess verlangsamen und Sie anfälliger für Verstopfung machen. Ihr Körper braucht jedoch Fette, um Energie zu gewinnen und richtig zu funktionieren. Anstatt sie ganz wegzulassen, sollten Sie sich für gesündere Arten wie einfach und mehrfach ungesättigte Fette entscheiden;

6. **Nehmen Sie Probiotika und Präbiotika zu sich**: Probiotika sind nützliche Bakterien, und Präbiotika sind Nahrung für diese Bakterien. Beide sind wichtig für einen gesunden Darm. Zu den probiotischen Lebensmitteln gehören Joghurt, Sauerkraut und Kimchi, während zu den präbiotischen Lebensmitteln Vollkornprodukte, Bananen und Zwiebeln gehören;

7. **Achten Sie auf Nahrungsmittelunverträglichkeiten**: Wenn Ihnen bestimmte Lebensmittel Unbehagen oder Verdauungsprobleme bereiten, kann dies auf Nahrungsmittelunverträglichkeiten oder -empfindlichkeiten zurückzuführen sein. Zu den üblichen Übeltätern gehören Laktose, Gluten und bestimmte Arten von Kohlenhydraten, die sogenannten FODMAPs. Wenn Sie eine Lebensmittelunverträglichkeit vermuten, kann es hilfreich sein, mit einem Ernährungsberater zusammenzuarbeiten;

8. **Bewältigen Sie Ihren Stress**: Stress kann die Verdauung beeinträchtigen und zu Problemen wie Sodbrennen und Magengeschwüren führen. Regelmäßige Bewegung, Meditation und tiefe Atemübungen können helfen, den Stresspegel zu senken und die Verdauung zu verbessern;

9. **Essen Sie nicht in Eile**: Lassen Sie sich beim Essen Zeit. Zu schnelles Essen kann dazu führen, dass Sie Luft schlucken, was wiederum zu Blähungen führen kann. Außerdem wird dadurch der wichtige Prozess des gründlichen Kauens der Nahrung umgangen;

10. **Alkohol und Koffein einschränken**: Sowohl Alkohol als auch Koffein können Entzündungen der Magenschleimhaut verursachen und zu Verdauungsproblemen führen.

Denken Sie daran, dass eine gute Verdauung oft einen umfassenden Ansatz erfordert, der eine ausgewogene Ernährung, regelmäßige körperliche Betätigung und Stressbewältigung umfasst. Wenn Sie unter anhaltenden Verdauungsproblemen leiden, sollten Sie unbedingt einen Arzt aufsuchen. Lassen Sie sich immer von einem Arzt beraten, bevor Sie Ihre Ernährung oder Ihren Lebensstil grundlegend ändern.

LEBENSMITTELALLERGIEN, EMPFINDLICHKEITEN UND UNVERTRÄGLICHKEITEN

Lebensmittelallergien und -unverträglichkeiten beeinträchtigen die Fähigkeit des Körpers, Lebensmittel zu verdauen. Der Verzehr einiger Produkte kann Probleme verursachen, die zu einer erhöhten IAP führen, weil sie:

- Die Magenentleerung verzögern;
- zu einer schlechten oder unvollständigen Verdauung beitragen;
- zu Blähungen und Blähungen führen;
- die Darmbakterien (das Darmmikrobiom) verändern;
- einen Zustand mit Symptomen wie Säurereflux hervorrufen.

Mehrere häufig vorkommende Lebensmittel oder Inhaltsstoffe können Unverträglichkeiten, Empfindlichkeiten oder Allergien auslösen.

Gluten

Gluten ist ein Protein, das in Weizen-, Roggen- und Gerstenkörnern vorkommt. Zöliakie, eine Autoimmunform der Glutenunverträglichkeit, bei der die Betroffenen nicht einmal Spuren von Gluten verarbeiten können, betrifft laut BeyondCeliac.org etwa 1 % der Bevölkerung. Experten schätzen jedoch, dass 83 Prozent der Amerikaner mit Zöliakie nicht diagnostiziert oder fehldiagnostiziert sind. Nach Angaben der Organisation leiden etwa 18 Millionen Amerikaner nicht an Zöliakie, sondern an einer Glutenunverträglichkeit, die als nicht-zöliakische Glutensensitivität bezeichnet wird. In einer 2009 im Scandinavian Journal of Gastroenterology veröffentlichten Studie wurde ein enger Zusammenhang zwischen dem Verzehr von Gluten und dem Auftreten von saurem Reflux bei glutenintoleranten Menschen festgestellt. Bei Menschen, die sowohl an Glutenunverträglichkeit (oder Zöliakie) als auch an saurem Reflux leiden, ist die Vermeidung von Gluten entscheidend für die Behandlung beider Erkrankungen.

Molkereiprodukte

Laut Healthline tritt GERD häufig bei Menschen auf, die Milchprodukte nicht vertragen (typischerweise aufgrund einer Unverträglichkeit des Milchzuckers Laktose oder einer Allergie gegen das Hauptprotein der Milch, das Kasein). Das liegt nicht daran, dass Milchprodukte allein GERD verursachen, sondern daran, dass Unverträglichkeiten Blähungen verursachen können, die den IAP erhöhen. Wenn Sie eine Laktoseintoleranz haben, sollten Sie Milchprodukte unbedingt meiden, vor allem, wenn Sie gleichzeitig versuchen, Ihren sauren Reflux zu kontrollieren.

FODMAPS

Manche Menschen reagieren empfindlich auf FODMAPs, eine Art von schlecht verdaulichen Kohlenhydraten. FODMAPs (fermentierbare Oligosaccharide, Disaccharide, Monosaccharide und Polyole) sind Kohlenhydrate in verschiedenen Lebensmitteln, darunter Obst, Milch, Getreide und Bohnen. Eine FODMAP-Empfindlichkeit, die sich häufig als Reizdarmsyndrom äußert, kann eine Reihe von gastrointestinalen Symptomen wie Blähungen, Völlegefühl, verzögerte Magenentleerung und Verstopfung verursachen, die den IAP erhöhen und zu GERD beitragen können. Wenn Sie an Reizdarmsyndrom oder anderen Darmerkrankungen wie Morbus Crohn, entzündlichen Darmerkrankungen (IBD) oder Colitis leiden, reagieren Sie möglicherweise empfindlich auf FODMAPs in Ihrer Ernährung. Besuchen Sie die Monash University Low FODMAP Diet for IBS für weitere Informationen über FODMAPs und wie man sie vermeiden kann.

Anderer Speiseplan

Es sollte auch beachtet werden, dass Nahrungsmittelallergien Symptome hervorrufen können, die saurem Reflux ähneln, aber durch eine Erkrankung verursacht werden, die als eosinophile Ösophagitis (EE) bekannt ist. Nach Angaben der Mayo Clinic entsteht EE, wenn sich weiße Blutkörperchen in der Speiseröhre ansammeln und Symptome verursachen. EE wird zwar durch sauren Reflux verursacht, kann aber auch durch andere Faktoren hervorgerufen werden, z. B. durch den Verzehr von Lebensmitteln, auf die Sie allergisch reagieren. Die daraus resultierende Entzündung kann Symptome hervorrufen, die denen von GERD ähneln (oder sich mit ihnen überschneiden), z. B. Schluckbeschwerden, Schmerzen in der Brust, die nicht auf Antazida ansprechen, anhaltendes Sodbrennen und Aufstoßen. Wenn Ihre GERD-Symptome nicht (oder nicht so gut wie gewünscht) auf GERD-Medikamente oder eine Acid-Reflux-Diät ansprechen, kann die EE durch Lebensmittel- oder Stoffallergien verursacht werden. Zu den häufigsten Nahrungsmittelallergenen, die zu EE beitragen können, gehören Weizen, Fisch, Schalentiere, Erdnüsse, Baumnüsse, Milchprodukte und Eier. Wenn Sie vermuten, dass Nahrungsmittelallergien zu Ihren Symptomen beitragen, sprechen Sie mit Ihrem Arzt über einen Test.

FRÜHSTÜCKSREZEPTE

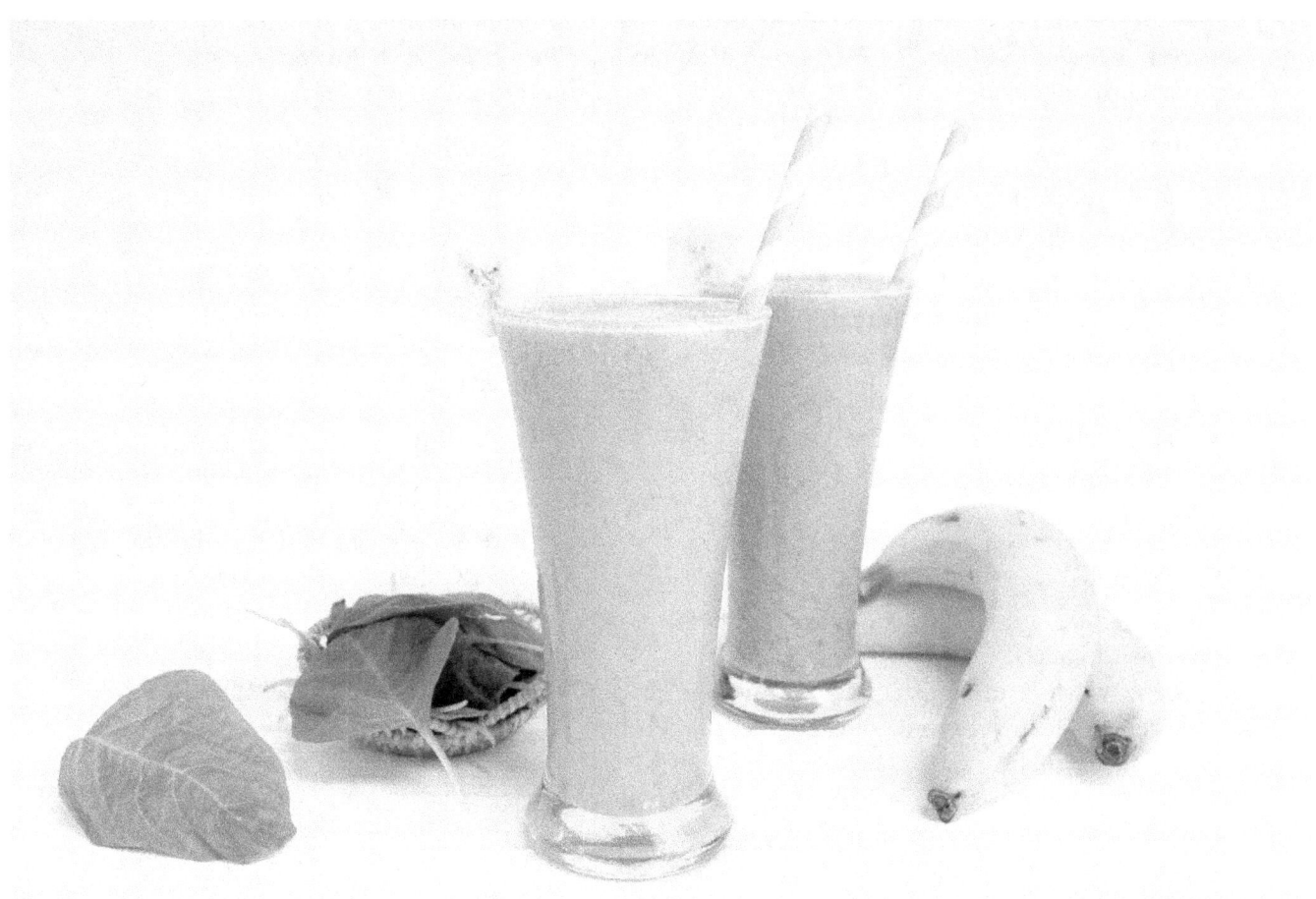

1. FRÜHSTÜCKS-BURRITO MIT GEGRILLTEM HUHN

Zubereitungszeit: 15 Minuten | Garzeit: 15 Minuten | Portionsgröße: 1 Burrito

Zutaten:

- 1 große Vollkorntortilla
- 120 g gegrillte Hähnchenbrust, gewürfelt
- 2 große Eier, verquirlt
- 60 g gewürfelte Paprikaschoten
- 60 g gewürfelte Zucchini
- 60 g gewürfelte Zwiebel (optional)
- 60 g geriebener fettarmer Käse
- 1 Esslöffel Olivenöl
- Salz zum Abschmecken

Zubereitung:

1. Erhitzen Sie das Olivenöl in einer Pfanne bei mittlerer Hitze.
2. Die gewürfelten Paprikaschoten, Zucchini und Zwiebeln (falls verwendet) in die Pfanne geben und anbraten, bis sie weich sind.
3. Die verquirlten Eier in die Pfanne geben und mit dem Gemüse verrühren, bis es durchgebraten ist.
4. Das gewürfelte gegrillte Hähnchenfleisch in die Pfanne geben und umrühren, bis es heiß ist.
5. Erwärmen Sie die Vollkorntortilla in einer separaten Pfanne oder im Ofen für einige Sekunden.
6. Das Rührei, das Hähnchen und die Gemüsemischung in die Mitte der Tortilla geben.
7. Den geriebenen fettarmen Käse über die Füllung streuen.
8. Falten Sie die Seiten der Tortilla nach innen und rollen Sie sie fest zusammen.
9. Sofort servieren und genießen!

Hinweis: Fügen Sie nach Belieben weitere säurerefluxfreundliche Zutaten oder Gewürze hinzu, die Ihren Geschmacksvorlieben entsprechen.

Nährwertangaben: Kalorien: 400 | Fett: 15g | Kohlenhydrate: 35 g | Ballaststoffe: 7 g | Eiweiß: 35 g

2. VOLLKORNTOAST MIT AVOCADO UND EI (V)

Zubereitungszeit: 5 Minuten | Kochzeit: 5 Minuten | Portionsgröße: 1 Portion

Zutaten:

- 1 Scheibe Vollkornbrot
- 1/2 reife Avocado, püriert
- 1 großes Ei
- 1 Teelöffel Olivenöl (wahlweise)
- Eine Prise Salz (optional)
- Optionaler Belag: frische Kräuter (wie Koriander oder Petersilie)

Zubereitung:

1. Toasten Sie das Vollkornbrot, bis es den gewünschten Knusprigkeitsgrad erreicht hat.
2. In einer kleinen Schüssel die reife Avocado mit einer Gabel zerdrücken, bis sie glatt ist.
3. Erhitzen Sie eine antihaftbeschichtete Pfanne bei mittlerer Hitze.
4. Schlagen Sie das Ei in die Pfanne und braten Sie es bis zum gewünschten Gargrad (z. B. Spiegelei, Spiegelei, etc.).
5. Verteilen Sie die pürierte Avocado gleichmäßig auf dem gerösteten Vollkornbrot.
6. Geben Sie das gekochte Ei vorsichtig auf den Avocadoaufstrich.
7. Fügen Sie beliebige Beläge oder frische Kräuter hinzu.
8. Sofort servieren und genießen!

Nährwertangaben: Kalorien: 250 | Fett: 13g | Kohlenhydrate: 23g | Ballaststoffe: 8g | Eiweiß: 10g

3. BROMBEERWAFFELN

Zubereitungszeit: 10 Minuten | Garzeit: 15 Minuten | Portionsgröße: 2

Zutaten:

- 120 g Hafermehl
- 60 g Mandelmehl
- 60 g Dattelzucker oder Honig (wahlweise)
- 2 Teelöffel Backpulver
- 1/2 Teelöffel gemahlener Zimt
- 240 ml ungesüßte Mandelmilch
- 1 Teelöffel Vanilleextrakt
- 60 g frische Brombeeren

Zubereitung:

1. Heizen Sie Ihr Waffeleisen nach den Anweisungen des Herstellers vor.
2. In einer Rührschüssel Hafermehl, Mandelmehl, Dattelzucker (falls verwendet), Backpulver und gemahlenen Zimt verquirlen.
3. Geben Sie die ungesüßte Mandelmilch und den Vanilleextrakt zu den trockenen Zutaten. Umrühren, bis alles gut vermischt ist.
4. Vorsichtig die frischen Brombeeren unterheben.
5. Das Waffeleisen bei Bedarf leicht einfetten, dann eine
6. Kelle Teig in das heiße Eisen geben.
7. Gemäß der Anleitung des Waffeleisens backen, bis die Waffeln goldbraun und durchgebacken sind.
8. Den Vorgang mit dem restlichen Teig wiederholen.
9. Servieren Sie die Waffeln warm und garnieren Sie sie nach Belieben mit zusätzlichen Brombeeren.

Nährwertangaben: Kalorien: 280 | Fett: 12g | Kohlenhydrate: 2g | Ballaststoffe: 0g | Eiweiß: 8g

4. SMOOTHIE AUS BANANE UND MANDELBUTTER (VG)

Zubereitungszeit: 5 Minuten | Zubereitungszeit: N/A | Portionsgröße: 1 Portion

Zutaten:

- 1 reife Banane
- 1 Esslöffel Mandelbutter (oder Sonnenblumenkernbutter für eine nussfreie Variante)
- 240 Milliliter ungesüßte Mandelmilch (oder durch eine beliebige milchfreie Milch nach Wahl ersetzen)
- 1/2 Teelöffel Honig oder Ahornsirup (optional)
- Eiswürfel (wahlweise)

Zubereitung:

1. Schälen Sie die reife Banane und geben Sie sie in einen Mixer.
2. Geben Sie die Mandelbutter und die ungesüßte Mandelmilch in den Mixer.
3. Optional: Fügen Sie Honig oder Ahornsirup für zusätzliche Süße hinzu.
4. Mixen Sie alle Zutaten, bis sie glatt und cremig sind.
5. Falls gewünscht, einige Eiswürfel hinzugeben, um den Smoothie kälter und dicker zu machen.
6. Den Smoothie in ein Glas gießen und sofort servieren.

Nährwertangaben: Kalorien: 220 | Fett: 10g | Kohlenhydrate: 29g | Ballaststoffe: 5g | Eiweiß: 6g

5. OMELETTE MIT SPINAT, CHAMPIGNONS UND EIWEIß

Zubereitungszeit: 10 Minuten | Garzeit: 10 Minuten | Portionsgröße: 1 Omelett

Zutaten:

- Kochspray oder Olivenöl (zum Einfetten der Pfanne)
- 75 g frischer Blattspinat
- 30 g in Scheiben geschnittene Champignons
- 3 Eiweiß
- 1 Esslöffel gewürfelte Paprika (oder ein anderes nicht auslösendes Gemüse Ihrer Wahl)
- 1 Esslöffel gehackte frische Kräuter (wie Petersilie oder Basilikum)
- Salz zum Abschmecken

Zubereitung:

1. Erhitzen Sie eine antihaftbeschichtete Pfanne bei mittlerer Hitze und fetten Sie sie leicht mit Kochspray oder ein wenig Olivenöl ein.
2. Die in Scheiben geschnittenen Champignons und die gewürfelte Paprikaschote in die Pfanne geben und einige Minuten lang anbraten, bis sie anfangen, weich zu werden.
3. Den frischen Blattspinat in die Pfanne geben und kochen, bis er verwelkt.
4. In einer separaten Schüssel das Eiweiß mit Salz und den gehackten frischen Kräutern verquirlen.
5. Die Eiweißmischung über das gekochte Gemüse in der Pfanne gießen.

6. Lassen Sie das Omelett einige Minuten lang ungestört garen, bis der Boden fest ist.
7. Heben Sie die Ränder des Omeletts vorsichtig mit einem Spatel an und kippen Sie die Pfanne, damit das nicht gekochte Eiweiß an den Rand fließen kann.
8. Sobald das Omelett größtenteils fest, aber oben noch leicht flüssig ist, falten Sie es vorsichtig mit dem Spatel in die Hälfte.
9. Noch etwa eine Minute kochen, bis das Omelett durchgebraten ist.
10. Das Omelett auf einen Teller geben und heiß servieren.

Nährwertangaben: Kalorien: 120 | Fett: 1g | Kohlenhydrate: 6g | Ballaststoffe: 2g | Eiweiß: 22g

6. GRIECHISCHER JOGHURT MIT FRISCHEN BEEREN UND HONIG (V)

Zubereitungszeit: 5 Minuten | Zubereitungszeit: N/A | Portionsgröße: 1 Portion

Zutaten:

- 125 ml griechischer Naturjoghurt (oder milchfreier Joghurt für Menschen mit Laktoseintoleranz)
- 125 ml frische gemischte Beeren (z. B. Erdbeeren, Heidelbeeren, Himbeeren)
- 1 Teelöffel Honig (oder Ahornsirup für eine vegane Variante)
- Optionaler Belag: gehackte Mandeln, Chiasamen oder Granola

Zubereitung:
1. Geben Sie den griechischen Naturjoghurt in eine Schüssel.
2. Die frischen gemischten Beeren auf dem Joghurt anrichten.
3. Beträufeln Sie die Beeren mit Honig (oder Ahornsirup), um sie zu süßen.
4. Nach Belieben mit gehobelten Mandeln, Chiasamen oder Granola bestreuen.
5. Sofort servieren und genießen!

Nährwertangaben: Kalorien: 150 | Fett: 2g | Kohlenhydrate: 25g | Ballaststoffe: 4g | Eiweiß: 12g

7. PROTEINREICHER QUINOA-BREI MIT MANDELMILCH UND BLAUBEEREN (VG)

Zubereitungszeit: 5 Minuten | Kochzeit: 15 Minuten | Portionsgröße: 1 Portion

Zutaten:

- 30 Gramm Quinoa, abgespült
- 180 Milliliter Mandelmilch (oder eine andere milchfreie Milch nach Wahl)
- 60 Gramm frische Heidelbeeren
- 1 Esslöffel Ahornsirup (oder ein anderes Süßungsmittel nach Wahl)
- 1 Esslöffel gehackte Mandeln
- Optionaler Belag: Chiasamen, Leinsamen oder Zimt

Zubereitung:
1. Quinoa unter kaltem Wasser abspülen, um den bitteren Geschmack zu entfernen.
2. In einem kleinen Topf die abgespülte Quinoa mit der Mandelmilch vermischen.
3. Die Mischung zum Kochen bringen, dann die Hitze auf niedrige Stufe reduzieren.
4. Zugedeckt etwa 15 Minuten köcheln lassen, bis die Quinoa gar ist und den größten Teil der Flüssigkeit aufgesogen hat.
5. Den Ahornsirup (oder das Süßungsmittel Ihrer Wahl) nach Belieben einrühren.
6. Den Quinoa-Brei vom Herd nehmen und leicht abkühlen lassen.
7. Den Brei in eine Schüssel geben und mit frischen Blaubeeren und gehobelten Mandeln garnieren.
8. Optional mit Chiasamen, Leinsamen oder Zimt bestreuen.
9. Warm servieren und genießen!

Nährwertangaben: Kalorien: 290 | Fett: 6g | Kohlenhydrate: 50g | Ballaststoffe: 8g | Eiweiß: 9g

8. TRUTHAHN-SPINAT-RÜHREI

Zubereitungszeit: 5 Minuten | Kochzeit: 10 Minuten | Portionsgröße: 1 Portion

Zutaten:

- Kochspray oder Olivenöl (zum Einfetten der Pfanne)
- 60 Gramm gekochte Putenbrust, gewürfelt
- 240 Milliliter frischer Blattspinat
- 2 große Eiweiß
- Salz zum Abschmecken
- Optional: frische Kräuter (wie Petersilie oder Basilikum)

Zubereitung:

1. Erhitzen Sie eine antihaftbeschichtete Pfanne bei mittlerer Hitze und fetten Sie sie leicht mit Kochspray oder etwas Olivenöl ein.
2. Die gewürfelte Putenbrust in die Pfanne geben und ein paar Minuten lang anbraten, bis sie durchgebraten ist.
3. Den frischen Blattspinat in die Pfanne geben und kochen, bis er verwelkt.
4. In einer separaten Schüssel das Eiweiß mit Salz verquirlen.
5. Die Eiweißmischung über den gekochten Truthahn und den Spinat in der Pfanne gießen.
6. Lassen Sie die Mischung einige Minuten lang ungestört kochen, bis der Boden zu stocken beginnt.
7. Rühren Sie die Mischung vorsichtig um, damit die Eier verrührt werden und die Pute und der Spinat gleichmäßig verteilt werden.
8. Noch ein paar Minuten kochen lassen, bis die Eier durchgekocht und verrührt sind.
9. Nach Belieben mit zusätzlichem Salz würzen.
10. Nach Belieben mit frischen Kräutern (z. B. Petersilie oder Basilikum) bestreuen.
11. Das Rührei auf einen Teller geben und heiß servieren.

Nährwertangaben: Kalorien: 180 | Fett: 3g | Kohlenhydrate: 2g | Ballaststoffe: 1g | Eiweiß: 34g

9. GEBACKENES EI UND SÜSSKARTOFFEL HASCHEE

Zubereitungszeit: 10 Minuten | Kochzeit: 35 Minuten | Portionsgröße: 1 Portion

Zutaten:

- Kochspray oder Olivenöl (zum Einfetten der Auflaufform)
- 1 kleine Süßkartoffel, geschält und gewürfelt
- 1/2 rote Paprika, gewürfelt
- 1/2 grüne Paprika, gewürfelt
- 2 große Eier
- Salz zum Abschmecken
- Optional: gehackte frische Kräuter (wie Petersilie oder Schnittlauch)

Zubereitung:

1. Heizen Sie den Ofen auf 200°C (400°F) vor. Eine Auflaufform leicht mit Kochspray oder Olivenöl einfetten.
2. In einer Rührschüssel die gewürfelte Süßkartoffel, die rote Paprika und die grüne Paprika vermischen.
3. Die Gemüsemischung in die gefettete Auflaufform geben und gleichmäßig verteilen.
4. Im vorgeheizten Backofen etwa 25-30 Minuten backen, bis die Süßkartoffel weich ist.
5. Die Auflaufform aus dem Ofen nehmen und zwei kleine Vertiefungen in die Gemüsemischung machen.
6. In jede Vertiefung ein Ei aufschlagen, dabei darauf achten, dass das Eigelb nicht zerbricht.
7. Mit Salz würzen.
8. Die Auflaufform wieder in den Ofen schieben und weitere 8-10 Minuten backen, oder bis das Eiweiß fest, das Eigelb aber noch leicht flüssig ist.
9. Nach Belieben mit frischen Kräutern (z. B. Petersilie oder Schnittlauch) bestreuen.
10. Heiß servieren

Nährwertangaben: Kalorien: 280 | Fett: 8g | Kohlenhydrate: 39g | Ballaststoffe: 7g | Eiweiß: 12g

10. CHIASAMEN PUDDING MIT GESCHNITTENEN PFIRSICHEN (VG)

Zubereitungszeit: 5 Minuten | Zubereitungszeit: 0 Minuten | Portionen: 1

Zutaten:

- 2 Esslöffel Chiasamen
- 120 Milliliter ungesüßte Mandelmilch (oder eine andere milchfreie Milch nach Wahl)
- 1/2 Teelöffel Vanilleextrakt
- 1 Teelöffel Ahornsirup (optional, für zusätzliche Süße)
- 1 reifer Pfirsich, in Scheiben geschnitten
- Optionaler Belag: gehackte Mandeln oder Kokosnussraspeln

Zubereitung:

1. Chiasamen, ungesüßte Mandelmilch und Vanilleextrakt in einer Schüssel vermengen.
2. Gut umrühren, um sicherzustellen, dass die Chiasamen gleichmäßig verteilt sind und nicht zusammenklumpen.
3. Falls gewünscht, Ahornsirup für zusätzliche Süße hinzugeben.
4. Die Mischung 5 Minuten ruhen lassen und dann erneut umrühren, damit sie nicht verklumpt.
5. Die Schüssel abdecken und mindestens 2 Stunden oder über Nacht in den Kühlschrank stellen, damit die Chiasamen die Flüssigkeit aufnehmen und eine puddingartige Konsistenz bilden können.
6. Sobald der Chiasamen Pudding fest geworden ist, rühren Sie ihn noch einmal gut um, um Klümpchen aufzulösen.
7. Den Chiasamen Pudding in eine Servierschüssel oder ein Glas löffeln.
8. Mit in Scheiben geschnittenen Pfirsichen und optionalen Garnierungen wie Mandelscheiben oder Kokosraspeln garnieren.
9. Gekühlt servieren.

Nährwertangaben: Kalorien: 180 | Fett: 7g | Kohlenhydrate: 24g | Ballaststoffe: 12g | Eiweiß: 5g

11. FRÜHSTÜCKSWRAP MIT EIWEISS, SPINAT UND FETA

Zubereitungszeit: 10 Minuten | Kochzeit: 5 Minuten | Portionsgröße: 1 Wrap

Zutaten:

- Kochspray oder Olivenöl (zum Einfetten der Pfanne)
- 2 große Eiweiß
- 50 g frischer Blattspinat
- 1 Esslöffel zerbröckelter Feta-Käse
- 1 Vollkornwrap oder glutenfreier Wrap (für Menschen mit Glutenunverträglichkeit)
- Salz zum Abschmecken

Zubereitung:

1. Erhitzen Sie eine antihaftbeschichtete Pfanne bei mittlerer Hitze und fetten Sie sie leicht mit Kochspray oder etwas Olivenöl ein.
2. In einer Schüssel das Eiweiß schaumig schlagen.
3. Den Eischnee in die vorgewärmte Pfanne gießen.
4. Lassen Sie den Eischnee eine Minute lang ungestört kochen oder bis er anfängt zu stocken.
5. Rühren Sie den Eischnee vorsichtig um und geben Sie den frischen Blattspinat hinzu.
6. Weiter kochen und rühren, bis der Spinat verwelkt und das Eiweiß durchgegart ist.
7. Mit Salz nach Geschmack würzen.
8. Den zerbröckelten Feta-Käse über das gekochte Eiweiß und den Spinat streuen.
9. Den Vollkornwickel in einer separaten Pfanne oder in der Mikrowelle erwärmen.
10. Die gekochte Eiweißmischung in die Mitte des Wraps geben.
11. Den Wrap fest aufrollen und dabei die Seiten einschlagen.
12. Schneiden Sie den Wrap in die Hälfte oder in kleinere Portionen, falls gewünscht.
13. Warm servieren.

Nährwertangaben: Kalorien: 180 | Fett: 4g | Kohlenhydrate: 23g | Ballaststoffe: 5g | Eiweiß: 15g

12. BUCHWEIZENPFANNKUCHEN MIT FRISCHEM OBSTKOMPOTT (VG)

Zubereitungszeit: 10 Minuten | Garzeit: 15 Minuten | Portionsgröße: 2-3 Pfannkuchen

Zutaten:

Für Buchweizenpfannkuchen:

- 120 g Buchweizenmehl
- 1 Esslöffel gemahlene Leinsamen
- 1 Teelöffel Backpulver
- 1/4 Teelöffel Salz
- 240 Milliliter Mandelmilch (oder eine andere milchfreie Milch nach Wahl)
- 1 Esslöffel Ahornsirup (oder ein anderes bevorzugtes Süßungsmittel)
- 1 Esslöffel Kokosnussöl (oder ein anderes Speiseöl)
- Kochspray oder zusätzliches Öl zum Einfetten der Pfanne
- Für frisches Obstkompott:
- 120 Gramm gemischte frische Früchte (z. B. Beeren, in Scheiben geschnittene Pfirsiche oder in Scheiben geschnittene Bananen)
- 1 Esslöffel Ahornsirup (oder ein anderes bevorzugtes Süßungsmittel)

Zubereitung:

1. In einer Rührschüssel das Buchweizenmehl, die gemahlenen Leinsamen, das Backpulver und das Salz miteinander verquirlen.
2. Die Mandelmilch, den Ahornsirup und das Kokosnussöl in die Schüssel geben. Umrühren, bis alles gut vermischt ist.
3. Lassen Sie den Pfannkuchenteig 5 Minuten lang ruhen, damit die Leinsamen den Teig eindicken können.
4. In der Zwischenzeit bereiten Sie das Kompott aus frischen Früchten zu, indem Sie die gemischten frischen Früchte und den Ahornsirup in einem kleinen Topf vermengen und bei mittlerer Hitze erhitzen, bis die Früchte weich werden und ihren Saft abgeben, dabei gelegentlich umrühren. Beiseitestellen.
5. Erhitzen Sie eine antihaftbeschichtete Pfanne oder Grillplatte bei mittlerer Hitze und fetten Sie sie leicht mit Kochspray oder etwas Öl ein.
6. Für jeden Pfannkuchen etwa 60 Milliliter des Pfannkuchenteigs in die vorgeheizte Pfanne geben.
7. Backen, bis sich an der Oberfläche des Pfannkuchens Blasen bilden, dann wenden und weitere 1-2 Minuten goldbraun backen.
8. Den Vorgang mit dem restlichen Teig wiederholen und bei Bedarf mehr Öl in die Pfanne geben.
9. Servieren Sie die Buchweizenpfannkuchen warm mit dem frischen Obstkompott.
10. Guten Appetit!

Nährwertangaben: Kalorien: 250 | Fett: 7g | Kohlenhydrate: 42 g | Ballaststoffe: 7 g | Eiweiß: 6 g

13. APFEL-ZIMT-HAFERFLOCKEN AUS STAHL

Zubereitungszeit: 10 Minuten | Kochzeit: 4 Minuten | Portionsgröße: 2

Zutaten:

- 200g Haferflocken (steel-cut)
- 700ml ungesüßte Vanille-Mandelmilch
- 700ml Wasser
- 3 kleine Äpfel, in 2,5 cm dicke Stückchen geschnitten
- 2 Teelöffel gemahlener Zimt
- 60 ml Dattelsirup
- 0,25 Teelöffel Salz

Zubereitung:

1. Die Haferflocken, die Mandelmilch, das Wasser, die Apfelstücke, den Zimt, den Dattelsirup und das Salz vermischen. Verschließen Sie den Deckel. Stellen Sie den Timer auf 4 Minuten auf die Einstellung Manuell oder Schnellkochen. Nach 15 Minuten den Restdruck schnell ablassen, bis das Schwimmerventil abfällt, und dann den Deckel öffnen.

Nährwertangaben: Kalorien: 360 | Fett: 5g | Kohlenhydrate: 72g | Ballaststoffe: 0g | Eiweiß: 10g

14. MANDEL-KOKOS-GRANOLA MIT GRIECHISCHEM JOGHURT (V)

Zubereitungszeit: 10 Minuten | Kochzeit: 25 Minuten | Portionsgröße: 1/4 Tasse Müsli mit 1/2 Tasse Joghurt

Zutaten:

- 80 g Haferflocken (bei Bedarf glutenfrei)
- 50 g gehackte Mandeln
- 30 g ungesüßten Kokosraspeln
- 2 Esslöffel reiner Ahornsirup (oder ein anderes bevorzugtes Süßungsmittel)
- 1 Esslöffel Kokosnussöl, geschmolzen
- 1/2 Teelöffel Vanilleextrakt
- Prise Salz
- 200 g griechischer Joghurt (oder milchfreier Joghurt für Menschen mit Laktoseintoleranz)
- Frische Beeren oder in Scheiben geschnittenes Obst für den Belag

Zubereitung:

1. Den Backofen auf 160 °C vorheizen und ein Backblech mit Pergamentpapier auslegen.
2. In einer Schüssel die Haferflocken, die gehobelten Mandeln, die Kokosraspeln, den Ahornsirup, das geschmolzene Kokosöl, den Vanilleextrakt und eine Prise Salz vermischen. Gut umrühren, damit sich die Zutaten gleichmäßig verteilen.
3. Verteilen Sie die Müslimischung in einer gleichmäßigen Schicht auf dem vorbereiteten Backblech.
4. Im vorgeheizten Backofen 20-25 Minuten backen, bis das Müsli goldbraun ist und duftet. Während des Backens ein- oder zweimal umrühren, um eine gleichmäßige Bräunung zu gewährleisten.
5. Nehmen Sie das Backblech aus dem Ofen und lassen Sie das Müsli auf dem Blech vollständig abkühlen. Es wird beim Abkühlen knusprig.
6. Sobald das Müsli abgekühlt ist, in einen luftdichten Behälter füllen und aufbewahren.
7. Zum Servieren 1/4 Tasse des Müslis über 1/2 Tasse griechischen Joghurt (oder milchfreien Joghurt) geben.
8. Mit frischen Beeren oder geschnittenem Obst Ihrer Wahl garnieren.
9. Genießen Sie die Kombination aus Granola und Joghurt als köstliches und nahrhaftes Frühstück oder Snack.

Nährwertangaben: Kalorien: 250 | Fett: 12g | Kohlenhydrate: 24g | Ballaststoffe: 4g | Eiweiß: 14g

15. EIWEISS-SMOOTHIE MIT SPINAT, BANANE UND MOLKENPROTEIN

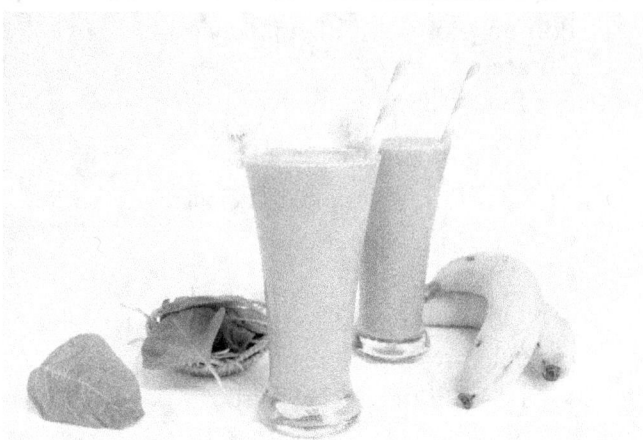

Zubereitungszeit: 5 Minuten | Kochzeit: 0 Minuten | Portionsgröße: 1 Portion

Zutaten:

- 240 ml ungesüßte Mandelmilch (oder eine andere milchfreie Milch nach Wahl)
- 1 reife Banane, geschält und in Scheiben geschnitten
- 240 ml frischer Blattspinat
- 1 Messlöffel Molkenproteinpulver (oder pflanzliches Proteinpulver für Menschen mit Laktoseintoleranz)
- 1 Esslöffel Mandelbutter (oder eine beliebige Nuss- oder Samenbutter)
- Optional: Eiswürfel für einen kühleren Smoothie

Zubereitung:

1. Geben Sie die ungesüßte Mandelmilch, die reife Banane, den frischen Blattspinat, das Molkenproteinpulver und die Mandelbutter in einen Mixer.
2. Auf höchster Stufe pürieren, bis die Masse glatt und cremig ist.
3. Falls gewünscht, können Sie einige Eiswürfel in den Mixer geben, um den Smoothie kühler zu machen.
4. Weiter mixen, bis das Eis vollständig eingearbeitet ist.
5. Den Protein-Smoothie in ein Glas füllen und sofort servieren.

Nährwertangaben: Kalorien: 280 | Fett: 8g | Kohlenhydrate: 32g | Ballaststoffe: 6g | Eiweiß: 24g

16. FRÜHSTÜCKSSCHÜSSEL MIT EIN UND AVOCADO

Zubereitungszeit: 10 Minuten | Kochzeit: 10 Minuten | Portionsgröße: 1 Portion

Zutaten:

- Kochspray oder Olivenöl (zum Einfetten der Pfanne)
- 2 große Eier
- 1/2 Avocado, in Scheiben geschnitten
- 50 g Babyspinatblätter
- Salz zum Abschmecken

Zubereitung:

1. Erhitzen Sie eine antihaftbeschichtete Pfanne bei mittlerer Hitze und fetten Sie sie leicht mit Kochspray oder etwas Olivenöl ein.
2. Die Eier in die Pfanne schlagen und bis zum gewünschten Gargrad kochen (z. B. Spiegeleier, Spiegeleier oder Rührreier).
3. Während die Eier kochen, bereiten Sie den Belag vor. Schneiden Sie die Avocado in Scheiben und Waschen Sie die Babyspinatblätter ab.
4. Sobald die Eier gar sind, nehmen Sie sie aus der Pfanne und stellen sie beiseite.
5. In einer Rührschüssel den Babyspinat und das Salz vermischen. Vorsichtig schwenken, um die Spinatblätter zu bedecken.
6. Geben Sie die Spinatmischung in eine Servierschüssel oder auf einen Teller.
7. Legen Sie die gekochten Eier auf den Spinat.
8. Die in Scheiben geschnittene Avocado um die Eier herum anrichten.
9. Nach Belieben mit zusätzlichem Salz würzen.
10. Die Frühstücksschüssel mit Ei und Avocado sofort servieren.

Nährwertangaben: Kalorien: 250 | Fett: 18g | Kohlenhydrate: 11g | Ballaststoffe: 6g | Eiweiß: 12g

17. VOLLKORNBAGEL MIT PUTE

Zubereitungszeit: 5 Minuten | Kochzeit: 0 Minuten | Portionsgröße: 1 Portion

Zutaten:

- 1 Vollkornbrötchen
- 3-4 Scheiben Putenbrust (oder ein beliebiges mageres Wurststück)
- Frischer Kopfsalat oder Spinatblätter
- Hummus (optional, für zusätzlichen Geschmack)

Zubereitung:

1. Schneiden Sie den Vollkornbagel waagerecht in zwei Hälften.
2. Falls gewünscht, der Bagel hälften leicht toasten.
3. Bestreichen Sie die Innenseiten der Bagel hälften mit Hummus, um sie zu aromatisieren (optional).
4. Legen Sie die Putenbrustscheiben und die frischen Salat- oder Spinatblätter auf einen Bagel hälfte.
5. Legen Sie den anderen Bagel hälfte darauf, so dass ein Sandwich entsteht.
6. Drücken Sie das Sandwich leicht an, um die Zutaten zu fixieren.
7. Servieren Sie den Vollkornbagel mit Truthahn als schnelles und sättigendes Frühstück oder Mittagessen.

Nährwertangaben: Kalorien: 300 | Fett: 4g | Kohlenhydrate: 48g | Ballaststoffe: 8g | Eiweiß: 20g

18. QUINOA-GEMÜSE-RÜHREI (VG)

Zubereitungszeit: 10 Minuten | Kochzeit: 15 Minuten | Portionsgröße: 1 Portion

Zutaten:

- 120g gekochte Quinoa
- 60 g gewürfelte Paprikaschoten (wählen Sie nicht-auslösende Farben wie Gelb oder orange)
- 60 g gewürfelte Zucchini
- 60 g frischer Blattspinat
- 2 Esslöffel Gemüsebrühe oder Wasser
- 1/2 Teelöffel getrocknete Kräuter (wie Basilikum, Oregano oder Thymian)
- Salz zum Abschmecken
- Frische Kräuter (optional, zum Garnieren)

Zubereitung:

1. In einer antihaftbeschichteten Pfanne die Gemüsebrühe oder das Wasser bei mittlerer Hitze erhitzen.
2. Die gewürfelten Paprika und Zucchini in die Pfanne geben und 3-4 Minuten lang anbraten, bis sie leicht weich sind.
3. Die gekochte Quinoa in die Pfanne geben und gut mit dem Gemüse vermischen.
4. Mit getrockneten Kräutern und Salz würzen.
5. Frischen Blattspinat hinzugeben und kochen, bis er verwelkt ist.
6. Vom Herd nehmen und das Quinoa-Gemüse-Rührei auf einen Servierteller geben.
7. Nach Belieben mit frischen Kräutern garnieren.
8. Heiß als nahrhaftes und schmackhaftes Frühstück oder leichte Mahlzeit servieren.

Nährwertangaben: Kalorien: 250 | Fett: 3g | Kohlenhydrate: 48g | Ballaststoffe: 8g | Eiweiß: 10g

19. CHIA-PUDDING MIT MANDELMILCH UND FRISCHEN BEEREN (VG)

Zubereitungszeit: 5 Minuten | Kochzeit: 0 Minuten | Portionsgröße: 1 Portion

Zutaten:

- 3 Esslöffel Chiasamen
- 240 Milliliter ungesüßte Mandelmilch (oder eine andere milchfreie Milch nach Wahl)
- 1 Esslöffel Ahornsirup (oder ein anderes Süßungsmittel nach Wahl)
- 1/2 Teelöffel Vanilleextrakt
- Frische Beeren (z. B. Erdbeeren, Blaubeeren oder Himbeeren) als Topping

Zubereitung:

1. Chiasamen, ungesüßte Mandelmilch, Ahornsirup und Vanilleextrakt in einem Glas oder einer Schüssel vermengen.
2. Gut umrühren, um sicherzustellen, dass die Chiasamen gleichmäßig verteilt sind.
3. Lassen Sie die Mischung einige Minuten stehen und rühren Sie sie dann erneut um, damit sie nicht klumpt.
4. Das Glas oder die Schüssel abdecken und über Nacht oder für mindestens 4-6 Stunden in den Kühlschrank stellen, bis die Chiasamen die Flüssigkeit aufgesogen haben und eine puddingartige Konsistenz bilden.
5. Vor dem Servieren den Chia-Pudding gut durchrühren, um sicherzustellen, dass er glatt und cremig ist.
6. Den Chia-Pudding in eine Servierschüssel oder ein Glas umfüllen.
7. Mit frischen Beeren oder einer beliebigen Garnierung garnieren.
8. Genießen Sie den Chia-Pudding über Nacht als nahrhaftes und sättigendes Frühstück oder als Snack.

Nährwertangaben: Kalorien: 180 | Fett: 8g | Kohlenhydrate: 20g | Ballaststoffe: 11g | Eiweiß: 6g

MITTAGSREZEPTE

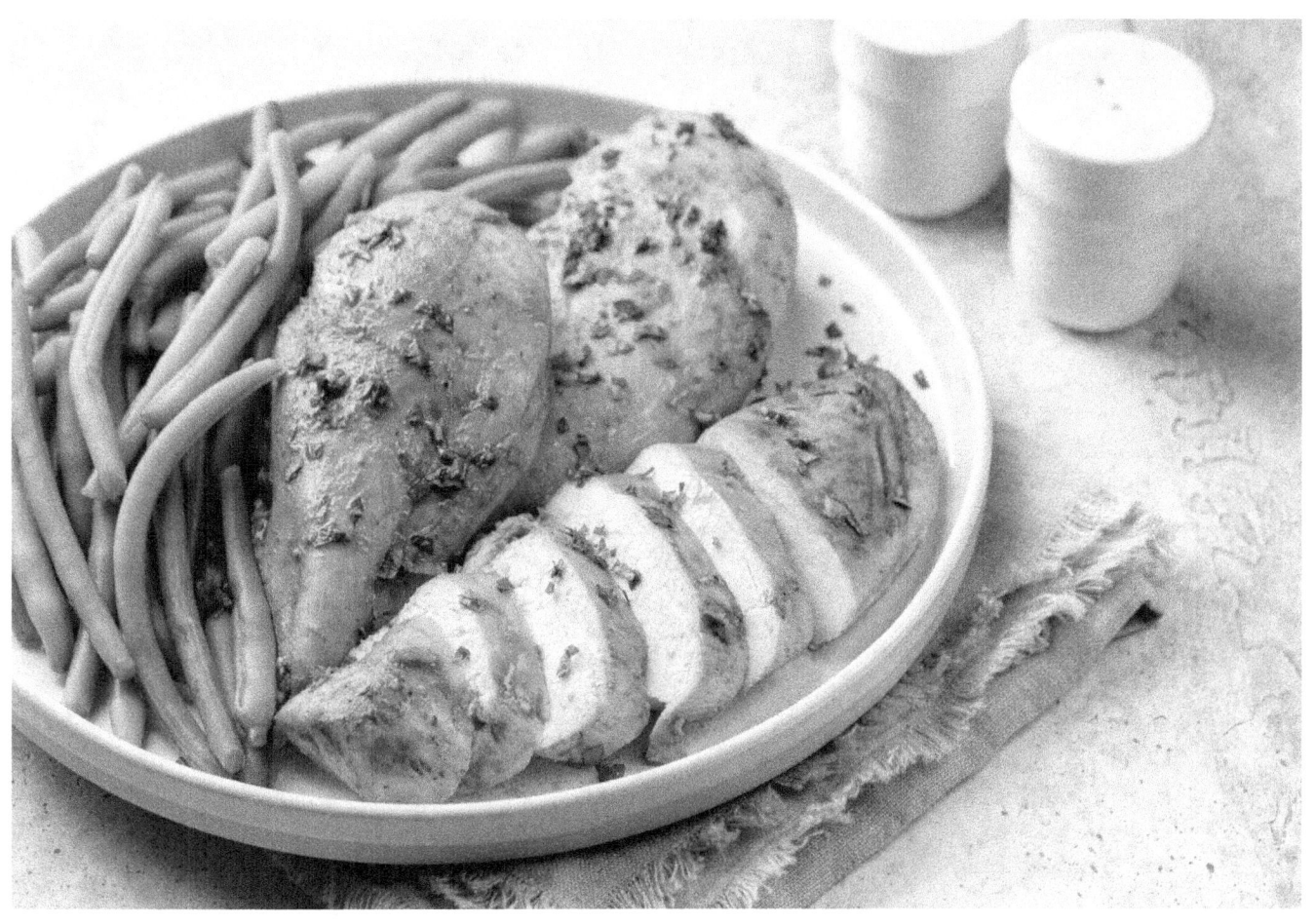

20. Gegrilltes Hähnchen und Quinoa-Salat

Zubereitungszeit: 15 Minuten | Kochzeit: 15 Minuten | Portionsgröße: 1 Portion

Zutaten:

- 85 g gegrillte Hähnchenbrust, in Scheiben geschnitten
- 70 g gekochte Quinoa
- 40 g gemischter Salat oder Kopfsalat
- 30 g Gurke, in Scheiben geschnitten
- 30 g Paprika, gewürfelt (wählen Sie nicht auslösende Farben wie Gelb oder orange)
- 15 Milliliter natives Olivenöl extra
- 15 Milliliter Balsamico-Essig
- Salz zum Abschmecken
- Optional: frische Kräuter zum Garnieren

Zubereitung:
1. In einer Schüssel den gemischten Blattsalat, die Gurke und die gewürfelte Paprika vermischen.
2. Natives Olivenöl und Balsamico-Essig über die Salatmischung träufeln.
3. Mit Salz abschmecken und gut durchschwenken, damit die Salatzutaten bedeckt sind.
4. Die Salatmischung auf einen Servierteller oder eine Schüssel geben.
5. Die gekochte Quinoa auf die Salatmischung geben.
6. Die in Scheiben geschnittene gegrillte Hähnchenbrust auf dem Quinoa anrichten.
7. Nach Belieben mit frischen Kräutern garnieren.
8. Servieren Sie den Salat aus gegrilltem Hähnchen und Quinoa als leichte und sättigende Mahlzeit.

Nährwertangaben: Kalorien: 300 | Fett: 12g | Kohlenhydrate: 20g | Ballaststoffe: 4g | Eiweiß: 28g

21. Brokkoli, Karotten und Tofu gebraten (VG)

Zubereitungszeit: 10 Minuten | Kochzeit: 15 Minuten | Portionsgröße: 1 Portion

Zutaten:

- 240 ml (1 Tasse) Brokkoli-Röschen
- 120 ml (1/2 Tasse) Karotte, in dünne Streifen geschnitten
- 120 ml (1/2 Tasse) fester Tofu, gewürfelt
- 15 ml (1 Esslöffel) natriumarme Sojasauce (oder Tamari für die glutenfreie Variante und wenn es bei Ihnen ein auslösendes Lebensmittel ist)
- 15 ml (1 Esslöffel) Sesamöl
- 5 ml (1 Teelöffel) Reisessig
- 2,5 ml (1/2 Teelöffel) Ingwerpaste (oder frisch geriebener Ingwer)
- 2,5 ml (1/2 Teelöffel) Honig oder Ahornsirup (optional, für einen Hauch von Süße)
- 1,25 ml (1/4 Teelöffel) Sesamsamen (zum Garnieren)
- Frischer Koriander (zum Garnieren)

Zubereitung:
1. In einer großen Pfanne oder einem Wok das Sesamöl bei mittlerer Hitze erhitzen.
2. Die Brokkoliröschen und Karottenstreifen in die Pfanne geben und 4-5 Minuten unter Rühren braten, bis sie zart und knackig sind.
3. Das Gemüse auf eine Seite der Pfanne schieben und den gewürfelten Tofu auf die andere Seite geben.
4. Den Tofu 3-4 Minuten lang braten, bis er von allen Seiten leicht gebräunt ist.
5. In einer kleinen Schüssel die natriumarme Sojasauce (oder Tamari), Reisessig, Ingwerpaste und Honig oder Ahornsirup (falls verwendet) verquirlen.
6. Die Sauce über das gebratene Gemüse und den Tofu in der Pfanne gießen.
7. Rühren Sie alles um, damit die Zutaten gleichmäßig mit der Sauce bedeckt sind.
8. 1-2 Minuten weiterkochen, bis die Soße leicht eingedickt ist.
9. Die Pfanne vom Herd nehmen und das gebratene Gemüse auf einen Servierteller oder eine Schüssel geben.
10. Mit Sesamsamen und frischem Koriander garnieren.
11. Servieren Sie den gebratenen Brokkoli, die Karotten und den Tofu als eine gesunde und schmackhafte Mahlzeit.

Nährwertangaben: Kalorien: 250 | Fett: 14g | Kohlenhydrate: 18g | Ballaststoffe: 4g | Eiweiß: 15g

22. GESUNDES SANDWICH MIT TRUTHAHN UND AVOCADO

Zubereitungszeit: 10 Minuten | Kochzeit: 0 Minuten | Portionsgröße: 1 Portion

Zutaten:

- 2 Scheiben Vollkornbrot (bei Bedarf glutenfreies Brot wählen)
- 85-115 g Truthahnbrustscheiben (wählen Sie natriumarmen, nitratfreien Truthahn)
- 1/4 reife Avocado, in Scheiben geschnitten
- 20-30 g frischer Blattspinat
- 40-60 g Gurkenscheiben
- Hummus (optional, für zusätzlichen Geschmack)

Zubereitung:

1. Legen Sie die beiden Brotscheiben auf eine saubere Unterlage.
2. Falls gewünscht, eine oder beide Scheiben mit Hummus bestreichen, um den Geschmack zu verbessern.
3. Legen Sie die Putenbrustscheiben, die Avocado scheiben, die frischen Spinatblätter und die Gurkenscheiben auf die eine Brotscheibe.
4. Legen Sie die andere Scheibe Brot darauf, so dass ein Sandwich entsteht.
5. Drücken Sie das Sandwich leicht an, um die Zutaten zu fixieren.
6. Schneiden Sie das Sandwich nach Belieben in zwei Hälften oder in Viertel.
7. Servieren Sie das gesunde Truthahn-Avocado-Sandwich als nahrhafte und sättigende Mahlzeit.

Nährwertangaben: Kalorien: 300 | Fett: 9g | Kohlenhydrate: 35g | Ballaststoffe: 8g | Eiweiß: 22g

23. GEBACKENES KRÄUTERHÄHNCHEN MIT GEDÜNSTETEM GEMÜSE

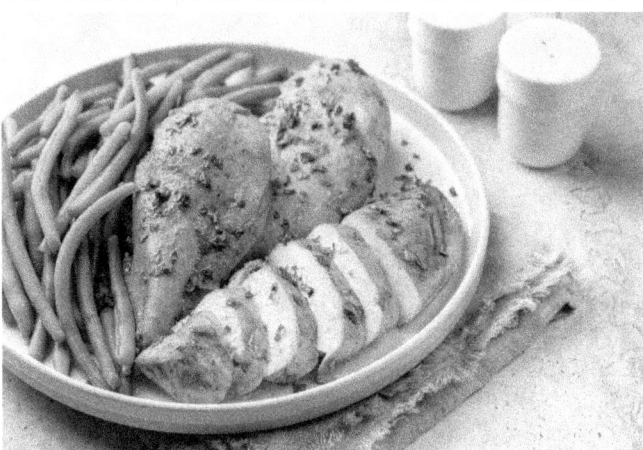

Zubereitungszeit: 10 min | Garzeit: 40 min | Portionsgröße: 1 Portion

Zutaten:

- 115-170 g Hähnchenbrust ohne Knochen und ohne Haut
- 5 ml Olivenöl
- 0,5 g getrocknete Kräuter (wie Rosmarin, Thymian oder Oregano)
- Salz zum Abschmecken
- 240 g gemischtes Gemüse (z. B. Brokkoli, Karotten und Blumenkohl), gedünstet

Zubereitung:

1. Heizen Sie den Ofen auf 200°C (400°F) vor.
2. Die Hähnchenbrust auf ein mit Pergamentpapier ausgelegtes Backblech legen.
3. 5 ml Olivenöl über die Hähnchenbrust träufeln.
4. 0,5 g getrocknete Kräuter und Salz nach Geschmack gleichmäßig darüber streuen.
5. Reiben Sie die Gewürze vorsichtig über das Hähnchen, um eine gleichmäßige Verteilung zu gewährleisten.
6. Das Hähnchen im vorgeheizten Backofen 35-40 Minuten backen, bis es durchgebraten ist und eine Innentemperatur von 74 °C erreicht hat.
7. Während das Hähnchen backt, dämpfen Sie die 240 g gemischtes Gemüse, bis es zart-knackig ist.
8. Nach dem Garen das Huhn aus dem Ofen nehmen und einige Minuten ruhen lassen.
9. Servieren Sie das gebackene Kräuterhähnchen mit dem gedünsteten Gemüse als gesunde und Reflux freundliche Mahlzeit.

Nährwertangaben: Kalorien: 200 | Fett: 6g | Kohlenhydrate: 8g | Ballaststoffe: 3g | Eiweiß: 30g

24. THUNFISCH-GURKEN-WRAP

Zubereitungszeit: 10 min | Kochzeit: 0 min | Portionsgröße: 1 Portion

Zutaten:

- 142 g Dose Thunfisch, abgetropft
- 60 g griechischer Naturjoghurt (bei Bedarf laktosefreien Joghurt wählen)
- 0,25 g getrockneter Dill (oder 0,5 g frischer Dill)
- Salz zum Abschmecken
- 1 großes Vollkorn-Wrap oder Salatblatt (bei Bedarf glutenfreier Wrap wählen)
- 1/4 englische Gurke, in dünne Scheiben geschnitten
- Gemischter Blattsalat

Zubereitung:

1. In einer Schüssel den Thunfisch, den griechischen Joghurt, den getrockneten Dill und das Salz vermischen. Gut mischen, bis die Zutaten gleichmäßig vermischt sind.
2. Legen Sie den Vollkorn-Wrap oder das Salatblatt auf eine saubere Unterlage.
3. Verteilen Sie die Thunfischmischung gleichmäßig auf dem Wrap oder dem Salatblatt.
4. Die Gurkenscheiben und den gemischten Blattsalat auf den Thunfisch legen.
5. Rollen Sie den Wrap fest auf, wobei Sie die Seiten einschlagen.
6. Schneiden Sie den Wrap nach Belieben in zwei Hälften.
7. Servieren Sie den Thunfisch-Gurken-Wrap als eine erfrischende und sättigende Mahlzeit.

Nährwertangaben: Kalorien: 250 | Fett: 6g | Kohlenhydrate: 22g | Ballaststoffe: 5g | Eiweiß: 28g

25. GEGRILLTE GARNELENSPIESSE NACH CAJUN-ART

Zubereitungszeit: 15 min | Kochzeit: 10 min | Portionsgröße: 2 Portionen

Zutaten:

- 12 große Garnelen, geschält und entdarmt
- 5 ml Olivenöl
- 0,5 g geräucherter Paprika (falls verträglich, sonst eine Mischung aus 0,5 g getrocknetem Basilikum und Oregano verwenden)
- 0,5 g getrockneter Thymian
- Salz nach Geschmack (minimale Menge, kann bei Bedarf weggelassen werden)
- 1/2 Zucchini, in 2,5 cm dicke Scheiben geschnitten
- 1/2 gelber Kürbis, in 2,5 cm dicke Scheiben geschnitten
- 4 kleine Cremini-Pilze

Zubereitung:

1. Heizen Sie den Grill auf mittlere Hitze vor. Wenn Sie Holzspieße verwenden, weichen Sie diese 30 Minuten lang in Wasser ein, damit sie nicht verbrennen.
2. In einer kleinen Schüssel Olivenöl, geräucherten Paprika (oder getrockneten Basilikum und Oregano), Thymian und Salz (falls verwendet) vermischen.
3. Die Garnelen in dieser Mischung schwenken, bis sie gut überzogen sind.
4. Garnelen und Gemüse abwechselnd auf die Spieße stecken.
5. Die Spieße 2-3 Minuten auf jeder Seite grillen, bis die Garnelen rosa und undurchsichtig sind.
6. Sofort servieren.

Nährwertangaben: Kalorien: 160 | Kohlenhydrate: 5g | Eiweiß: 24g | Fett: 5g | Ballaststoffe: 1g

26. VOLLKORNWRAP MIT PUTENFLEISCH UND SPINAT

Zubereitungszeit: 10 min | Kochzeit: 0 min | Portionsgröße: 2 Portionen

Zutaten:

- 4 Vollkorn-Tortilla-Wraps (bei Weizenempfindlichkeit glutenfreie Tortillas verwenden)
- 8 Scheiben Putenbrust
- 60 g frischer Babyspinat
- 1 reife Avocado, in dünne Scheiben geschnitten
- 1 Salatgurke, in dünne Scheiben geschnitten
- 30 g Hummus (vermeiden Sie Hummus mit Knoblauch, wenn Sie empfindlich sind, wählen Sie eine einfache oder fettarme Version)
- Optional: eine kleine Handvoll fein gehacktes frisches Basilikum oder Schnittlauch zur Geschmacksverbesserung

Zubereitung:

1. Verteilen Sie eine Schicht Hummus (30 g) auf jedem Tortilla-Wrap.

2. Schichten Sie die Putenscheiben, 60 g Babyspinat, Gurkenscheiben und Avocado scheiben auf jeden Tortilla-Wrap.
3. Wenn Sie möchten, streuen Sie Kräuter Ihrer Wahl darüber.
4. Rollen Sie jeden Wrap fest auf, schneiden Sie ihn in der Mitte durch und servieren Sie ihn.

Nährwertangaben: Kalorien: 365 | Kohlenhydrate: 38g | Eiweiß: 21g | Fett: 15g | Ballaststoffe: 6g

27. HÜHNER- UND GEMÜSESPIESSE

Zubereitungszeit: 20 min | Kochzeit: 15 min | Portionsgröße: 2 Portionen

Zutaten:

- 1 Hähnchenbrust ohne Knochen und Haut (ca. 170 g), in 2,5 cm große Stücke geschnitten
- 0,5 Zucchini (ca. 100 g), in 2,5 cm dicke Scheiben geschnitten
- 0,5 gelbe Kürbisse (ca. 100 g), in 2,5 cm dicke Scheiben geschnitten
- 4 kleine Cremini-Pilze
- 0,5 rote Paprikaschoten (ca. 100 g), in 2,5 cm große Stücke geschnitten (falls Paprika ein Auslöser ist, durch mehr Zucchini oder gelben Kürbis ersetzen)
- Olivenöl zum Einpinseln
- Salz zum Abschmecken (minimale Menge, kann bei Bedarf weggelassen werden)
- Frische Kräuter wie Basilikum, Thymian oder Petersilie zum Würzen und Garnieren

Zubereitung:

1. Heizen Sie den Grill auf mittlere Hitze vor. Wenn Sie Holzspieße verwenden, weichen Sie sie 30 Minuten lang in Wasser ein, damit sie nicht verbrennen.
2. Abwechselnd Hähnchen, Zucchini, gelben Kürbis, Pilze und Paprika auf die Spieße stecken.
3. Die Spieße leicht mit Olivenöl bepinseln und mit Salz (falls verwendet) und ausgewählten Kräutern bestreuen.
4. 10-15 Minuten grillen, dabei gelegentlich wenden, bis das Hähnchen durchgebraten und das Gemüse zart ist.
5. Vor dem Servieren ein paar Minuten ruhen lassen. Nach Belieben mit zusätzlichen frischen Kräutern garnieren.

Nährwertangaben: Kalorien: 200 | Kohlenhydrate: 8g | Eiweiß: 26g | Fett: 7g | Ballaststoffe: 2g

28. IN DER PFANNE GEBRATENER LACHS MIT GEDÜNSTETEM BROKKOLI UND QUINOA

Zubereitungszeit: 10 min | Kochzeit: 20 min | Portionsgröße: 2 Portionen

Zutaten:

- 2 Lachsfilets (je ca. 140 g)
- 15 ml Olivenöl
- Salz nach Geschmack (minimale Menge, kann bei Bedarf weggelassen werden)
- 200 g Brokkoli-Röschen
- 120 g gekochte Quinoa
- Ein wenig getrockneter Dill oder Petersilie zum Garnieren (falls vertragen, sonst weglassen)

Zubereitung:

1. 15 ml Olivenöl in einer antihaftbeschichteten Pfanne bei mittlerer bis hoher Hitze erhitzen.
2. Die Lachsfilets mit einer minimalen Menge Salz würzen, falls verwendet.
3. Die Lachsfilets mit der Hautseite nach unten in die Pfanne legen und etwa 4-5 Minuten braten.
4. Die Lachsfilets umdrehen und weitere 4-5 Minuten braten, bis sie gar sind.
5. In der Zwischenzeit die 200 g Brokkoliröschen in etwa 5 Minuten weich dünsten.
6. Die gekochte Quinoa (120 g) auf zwei Teller verteilen. Jeweils ein Lachsfilet und die Hälfte des gedünsteten Brokkoli darauflegen.
7. Eventuell mit etwas getrocknetem Dill oder Petersilie garnieren.
8. Sofort servieren.

Nährwertangaben: Kalorien: 460 | Kohlenhydrate: 40g | Eiweiß: 35g | Fett: 20g | Ballaststoffe: 6g

29. GESUNDES GEBACKENES HÜHNERFLEISCH MIT PARMESAN UND VOLLKORNNUDELN

Zubereitungszeit: 20 min | Kochzeit: 30 min | Portionsgröße: 2 Portionen

Zutaten:

- 2 Hähnchenbrüste ohne Haut und Knochen (ca. 340 g)
- Salz nach Geschmack (minimale Menge, kann bei Bedarf weggelassen werden)
- 60 g Vollkornbrotkrümel
- 60 g geriebener Parmesankäse
- 5 g getrockneter Oregano
- 120 ml ungesüßte Mandelmilch
- 240 ml säurearme Marinara-Soße (in einigen Supermärkten oder online erhältlich, alternativ kann die Soße auch mit frischen, säurefreien Tomaten selbst zubereitet werden)
- 200 g gekochte Vollkornnudeln
- 15 ml Olivenöl
- Frische Basilikumblätter zum Garnieren (falls vertragen, sonst weglassen)

Zubereitung:

1. Heizen Sie den Ofen auf 200°C (400°F) vor und legen Sie ein Backblech mit Pergamentpapier aus.
2. Die Hähnchenbrüste mit einer minimalen Menge Salz würzen, falls verwendet.
3. In einer flachen Schale die Semmelbrösel, den Parmesan und den getrockneten Oregano vermischen.
4. Die Hähnchenbrüste in die Mandelmilch tauchen und dann in der Paniermehlmischung wenden.
5. Das Hähnchen auf das vorbereitete Backblech legen und etwa 20 Minuten backen, bis es durchgebraten und goldbraun ist.
6. Die säurearme Marinara-Sauce in einem Topf bei mittlerer Hitze erwärmen. Dabei ab und zu umrühren.
7. Die gekochten Vollkornnudeln in Olivenöl schwenken, dann auf zwei Teller verteilen.
8. Auf jede Nudelportion eine gebackene Hähnchenbrust legen und die warme Marinarasauce darüber geben.
9. Eventuell mit frischen Basilikumblättern garnieren.
10. Sofort servieren.

Nährwertangaben: Kalorien: 540 | Kohlenhydrate: 52g | Eiweiß: 42g | Fett: 18g | Ballaststoffe: 6g

30. SUSHI-ROLLEN MIT BRAUNEM REIS UND GEMÜSE (VG)

Zubereitungszeit: 40 min | Garzeit: 50 min | Portionsgröße: 6 Brötchen

Zutaten:

- 180 g brauner Sushi-Reis
- 360 ml Wasser
- 30 ml Reisessig
- 6 Blätter Nori (Seetang)
- 1 Karotte, in Juliennestücke geschnitten
- 1 Gurke, in feine Scheiben geschnitten
- 1 Avocado, in dünne Scheiben geschnitten
- 1 kleine rote Paprikaschote, in feine Streifen geschnitten
- Sojasoße zum Dippen (natriumreduziert, falls gewünscht; oder Tamari für die glutenfreie Variante und falls es bei Ihnen ein auslösendes Lebensmittel ist)

Zubereitung:

1. Spülen Sie den braunen Reis unter kaltem Wasser ab, bis das Wasser klar ist.
2. Den Reis und 360 ml Wasser in einen Topf geben, zum Kochen bringen, dann die Hitze reduzieren und zugedeckt etwa 45 Minuten köcheln lassen, bis der Reis weich ist und das Wasser aufgesogen wurde.
3. Den Herd ausschalten und den Reis 10 Minuten stehen lassen, dann die 30 ml Reisessig unterrühren.
4. Legen Sie ein Nori-Blatt auf eine Bambus-Sushi-Matte und verteilen Sie eine dünne Schicht des abgekühlten Reises auf dem Nori, so dass oben etwa 2,5 cm des Nori frei bleiben.
5. Eine kleine Menge Karotte, Gurke, Avocado und rote Paprika in der Mitte des Reises anordnen.
6. Rollen Sie das Sushi mit Hilfe der Bambusmatte von unten auf und üben Sie dabei etwas Druck aus, damit es festsitzt.
7. Befeuchten Sie den unbedeckten Nori-Streifen am oberen Ende und verschließen Sie die Rolle.
8. Wiederholen Sie den Vorgang mit den restlichen Zutaten.
9. Schneiden Sie jede Rolle mit einem scharfen Messer in 6-8 Stücke.
10. Mit Sojasauce (oder Tamari) zum Dippen servieren.

Nährwertangaben: Kalorien: 190 | Kohlenhydrate: 35g | Eiweiß: 4g | Fett: 5g | Ballaststoffe: 5g

31. GRIECHISCHER JOGHURT-HÜHNERSALAT-SANDWICH

Zubereitungszeit: 15 min | Kochzeit: 0 min (bei vorgekochtem Hähnchen) | Portionsgröße: 4 Sandwiches

Zutaten:

- 300 g gekochte Hähnchenbrust, geraspelt oder gewürfelt
- 120 g griechischer Joghurt, fettfrei
- 2 Stangen Staudensellerie, fein gewürfelt
- 1 Apfel, gewürfelt (optional für diejenigen, die es vertragen)
- Salz zum Abschmecken (fakultativ)
- 8 Scheiben Vollkornbrot
- Salatblätter, zum Servieren

Zubereitung:

1. In einer großen Schüssel das zerkleinerte Hühnerfleisch, 120 g griechischen Joghurt, Sellerie und den gewürfelten Apfel (falls vorhanden) vermengen. Umrühren, bis alles gut mit dem Joghurt bedeckt ist. Abschmecken und nach Wunsch salzen.
2. Legen Sie 4 Brotscheiben aus und verteilen Sie den Hähnchensalat gleichmäßig darauf. Mit Salatblättern und den restlichen Brotscheiben belegen.
3. Die Sandwiches nach Belieben halbieren und sofort servieren oder bis zu 3 Tage im Kühlschrank aufbewahren.

Hinweis: Wenn Sie Hähnchenreste haben, lässt sich dieses Rezept in wenigen Minuten zubereiten!

Nährwertangaben: Kalorien: 300 | Kohlenhydrate: 30g | Eiweiß: 25g | Fett: 7g | Ballaststoffe: 4g

32. GEBRATENER TRUTHAHN UND SÜßKARTOFFEL SALAT

Zubereitungszeit: 15 min | Kochzeit: 45 min | Portionsgröße: 4 Portionen

Zutaten:

- 2 große Süßkartoffeln, geschält und gewürfelt (ca. 500 g)
- 30 ml Olivenöl
- Salz zum Abschmecken (optional)

- 400 g gekochte Putenbrust, gewürfelt
- 360 g gemischter Blattsalat
- 60 ml Balsamico-Vinaigrette-Dressing (Zutatenliste auf dem Etikett beachten)
- 30 g getrocknete Cranberrys (optional, falls verträglich)

Zubereitung:

1. Heizen Sie den Ofen auf 200°C (400°F) vor. Schwenken Sie die Süßkartoffeln mit 30 ml Olivenöl und breiten Sie sie auf einem Backblech aus. Nach Belieben mit etwas Salz bestreuen.
2. Die Süßkartoffeln etwa 30 Minuten lang rösten, bis sie zart sind und anfangen, braun zu werden. Lassen Sie sie leicht abkühlen.
3. Während die Süßkartoffeln abkühlen, bereiten Sie den Salat vor. Mischen Sie das gemischte Grünzeug und 400 g Putenwürfel in einer großen Schüssel.
4. Die abgekühlten Süßkartoffeln zum Salat geben und mit der 60 ml Balsamico-Vinaigrette beträufeln. Eventuell mit 30 g getrockneten Cranberrys bestreuen.
5. Den Salat sofort servieren oder bis zu 3 Tage im Kühlschrank aufbewahren.

Hinweis: Dieser Salat kann für ein schnelles und einfaches Mittagessen im Voraus zubereitet werden!

Nährwertangaben: Kalorien: 320 | Kohlenhydrate: 35g | Eiweiß: 25g | Fett: 10g | Ballaststoffe: 5g

33. GEBRATENER TRUTHAHN MIT GEDÜNSTETEM GEMÜSE

Zubereitungszeit: 15 min | Garzeit: 40 min | Portionsgröße: Für 4 Personen

Zutaten:

- 4 Putenbrustfilets (insgesamt ca. 600 g)
- 320 g Brokkoli-Röschen
- 240 g Möhren, in Scheiben geschnitten
- 320 g Rosenkohl, halbiert
- 30 ml Olivenöl
- Salz zum Abschmecken (optional)
- Frische Kräuter zum Garnieren (z. B. Petersilie oder Thymian)

Zubereitung:

1. Heizen Sie den Ofen auf 190 °C vor.
2. Legen Sie die Putenfilets in eine Auflaufform, bestreichen Sie sie mit der Hälfte der 30 ml

Olivenöl und bestreuen Sie sie mit einer Prise Salz, falls gewünscht.

3. Den Truthahn im vorgeheizten Ofen 25-30 Minuten backen, bis er durchgebraten ist und in der Mitte nicht mehr rosa ist.

4. Während der Truthahn gart, bringen Sie einen Topf mit Wasser zum Kochen.

5. 320 g Brokkoli, 240 g Karotten und 320 g Rosenkohl in das kochende Wasser geben und 10-12 Minuten dämpfen, bis sie weich sind.

6. Das Gemüse abgießen, mit den restlichen 30 ml Olivenöl beträufeln und nach Belieben mit einer Prise Salz würzen.

7. Die Putenfilets mit dem gedünsteten Gemüse anrichten und mit frischen Kräutern garnieren.

Nährwertangaben: Kalorien: 375 | Kohlenhydrate: 18g | Eiweiß: 40g | Fett: 16g | Ballaststoffe: 6g

Für Menschen mit Salzunverträglichkeit oder hohem Blutdruck empfiehlt es sich, das Salz wegzulassen und mit einer natriumfreien Gewürzmischung zu würzen, um den Geschmack zu verbessern.

34. GEBACKENE FALAFEL MIT VOLLKORNPITA UND TZATZIKI (V)

Zubereitungszeit: 20 min | Kochzeit: 30 min | Portionsgröße: 4 Portionen

Zutaten:
Für die Falafel:

- 1 Dose (425 g) Kichererbsen, abgetropft und abgespült
- 0,5 große Karotte, gewürfelt
- 120 ml frische Petersilie, gehackt
- 5 g Kreuzkümmel
- 2,5 g Kurkuma
- 15 ml Olivenöl
- Salz zum Abschmecken (optional)
- 4 Vollkorn-Pitas

Für das Tzatziki:

- 240 ml griechischer Joghurt (für eine vegane Alternative Kokos- oder Mandeljoghurt verwenden)
- 0,5 Gurken, fein gehackt
- 15 ml frischer Dill, gehackt
- Salz zum Abschmecken (optional)

Zubereitung:

1. Den Ofen auf 190°C vorheizen und ein Backblech mit Pergamentpapier auslegen.

2. In einer Küchenmaschine die Kichererbsen, 0,5 große Karotten, 120 ml frische Petersilie, 5 g Kreuzkümmel, 2,5 g Kurkuma und 15 ml Olivenöl vermischen. Verarbeiten, bis die Mischung gut vermischt ist, aber noch eine gewisse Konsistenz aufweist. Abschmecken und bei Bedarf etwas Salz hinzufügen.

3. Die Kichererbsenmischung zu kleinen Patties formen und auf das vorbereitete Backblech legen. 15 Minuten backen, die Falafel wenden und weitere 15 Minuten backen, bis sie goldbraun und knusprig sind.

4. Während der Falafel backen, das Tzatziki zubereiten. In einer kleinen Schüssel 240 ml griechischen Joghurt, 0,5 Gurken und 15 ml frischen Dill vermischen. Abschmecken und bei Bedarf etwas Salz hinzufügen.

5. Der Falafel in Vollkornpitas mit einem Klecks Tzatziki servieren.

Hinweis: Dieses Rezept eignet sich hervorragend für eine vegetarische oder vegane Mahlzeit, sofern das Tzatziki mit einem milchfreien Joghurt zubereitet wird.

Nährwertangaben: Kalorien: 365 | Kohlenhydrate: 55g | Eiweiß: 18g | Fett: 8g | Ballaststoffe: 10g

35. VOLLKORN-TRUTHAHN-CLUB-SANDWICH

Zubereitungszeit: 15 min | Kochzeit: 0 min | Portionsgröße: 1 Portion

Zutaten:

- 2 Scheiben Vollkornbrot
- 2-3 Scheiben gekochte Putenbrust
- 1 Blatt Romana-Salat
- 2 Scheiben frische Salatgurke
- 2 Scheiben Avocado
- 30 g griechischer Joghurt
- Eine Prise Kurkuma (zum Würzen)
- Salz zum Abschmecken (optional)

Zubereitung:

1. Streichen Sie eine dünne Schicht von 30 g griechischem Joghurt auf eine Seite jeder Brotscheibe. Dies ist eine gesündere Alternative zu herkömmlichen Würzmitteln wie Mayonnaise.

2. Legen Sie den Römersalat auf eine Brotscheibe, gefolgt von den Putenscheiben.

3. Als nächstes legen Sie die Gurken- und Avocadoscheiben auf den Truthahn.
4. Streuen Sie etwas Kurkuma und eventuell Salz darüber, um den Salat zu würzen.
5. Legen Sie die zweite Scheibe Brot mit der Joghurtseite nach unten darauf.
6. Schneiden Sie das Sandwich in Hälften oder Viertel, je nach Geschmack, und servieren Sie es.

Genießen Sie diese gesündere Variante eines klassischen Club-Sandwichs. Es enthält viele Ballaststoffe und mageres Eiweiß, was es zu einer sättigenden Mahlzeit macht, die auch gut gegen Säurerefluxsymptomen hilft.

Nährwertangaben: Kalorien: 330 | Kohlenhydrate: 40g | Eiweiß: 25g | Fett: 10g | Ballaststoffe: 8g

36. GEBACKENER LACHS MIT BRAUNEM REIS UND GEDÜNSTETEM SPARGEL

Zubereitungszeit: 15 min | Garzeit: 25 min | Portionsgröße: Für 4 Personen

Zutaten:

- 4 Lachsfilets
- 30 ml Olivenöl
- 200 g brauner Reis
- 480 ml Wasser
- 20 Spargelstangen, gestutzt
- Salz zum Abschmecken (optional)
- Frischer Dill zum Garnieren

Zubereitung:

1. Heizen Sie den Backofen auf 200°C (400°F) vor.
2. Die Lachsfilets auf ein Backblech legen, mit 30 ml Olivenöl bestreichen und nach Belieben mit einer Prise Salz bestreuen.
3. Den Lachs im vorgeheizten Ofen 15-20 Minuten backen, oder bis den Fisch mit einer Gabel leicht zerfällt.
4. Während der Lachs backt, 200 g braunen Reis und 480 ml Wasser in einen Topf geben und zum Kochen bringen. Die Hitze auf niedrige Stufe reduzieren und den Reis zugedeckt 45 Minuten köcheln lassen, bis er weich ist und das Wasser aufgesogen wurde.
5. Einen weiteren Topf mit Wasser zum Kochen bringen und den Spargel hinzufügen. 3-5 Minuten kochen, bis er zart und knackig ist. Abtropfen lassen.

6. Jedes Lachsfilet mit einer Portion braunem Reis und gedämpftem Spargel servieren und mit frischem Dill garnieren.

Nährwertangaben: Kalorien: 435 | Kohlenhydrate: 30g | Eiweiß: 35g | Fett: 20g | Ballaststoffe: 4g

Für Menschen mit Salzunverträglichkeit oder hohem Blutdruck empfiehlt es sich, das Salz wegzulassen und mit einer natriumfreien Gewürzmischung oder frischen Kräutern zu würzen.

37. GESUNDER AVOCADO- UND EIERSALAT-WRAP (V)

Zubereitungszeit: 10 min | Kochzeit: 10 min | Portionsgröße: 1 Portion

Zutaten:

- 1 großes Ei
- 1 reife Avocado
- 1 Vollkorn-Wrap
- 1 Handvoll Babyspinat
- 1 kleine Karotte, geraspelt
- 15 g griechischer Joghurt
- Eine Prise Kurkuma
- Salz zum Abschmecken (optional)

Zubereitung:

1. Legen Sie das Ei in einen Topf mit so viel Wasser, dass es bedeckt ist. Zum Kochen bringen und 10 Minuten für ein hartgekochtes Ei kochen.
2. Während das Ei kocht, die Avocado halbieren, den Kern entfernen und das Fruchtfleisch in einer Schüssel aushöhlen. Zerdrücken Sie es mit einer Gabel.
3. Wenn das Ei fertig ist, kühlen Sie es unter fließendem kaltem Wasser ab, schälen Sie es und schneiden Sie es in kleine Stücke. In die Schüssel mit der Avocado geben.
4. Geben Sie die 15 g griechischen Joghurt, eine Prise Kurkuma und eventuell Salz in die Schüssel und mischen Sie alles gut durch. Der griechische Joghurt sorgt für eine cremige Textur und einen würzigen Geschmack, während die Kurkuma einen subtilen, erdigen Geschmack verleiht.
5. Legen Sie den Vollkornwickel aus und verteilen Sie die Avocado- und Eimischung darauf. Fügen Sie den Babyspinat und die geriebene Karotte hinzu.
6. Den Wrap aufrollen, in der Mitte durchschneiden und servieren.

7. Dieser Wrap ist vollgepackt mit herzgesunden Fetten aus der Avocado und Eiweiß aus dem Ei, was ihn zu einer sättigenden und nahrhaften Wahl macht, die auch Ihr Verdauungssystem schont.

Nährwertangaben: Kalorien: 350 | Kohlenhydrate: 30g | Eiweiß: 12g | Fett: 22g | Ballaststoffe: 8g

---

38. QUINOA-SALAT MIT GERÖSTETEM GEMÜSE UND AVOCADO-DRESSING (VG)

Zubereitungszeit: 20 min | Kochzeit: 30 min | Portionsgröße: 2 Portionen

Zutaten:

- 180 g ungekochte Quinoa
- 480 ml Wasser
- 1 kleine Süßkartoffel, gewürfelt
- 2 mittelgroße Karotten, in Scheiben geschnitten
- 1 mittelgroße Zucchini, in Scheiben geschnitten
- 30 ml Olivenöl
- Salz zum Abschmecken (optional)
- 1 reife Avocado
- 60 ml ungesüßte Mandelmilch
- 15 ml Apfelessig
- Eine Handvoll frische Petersilie, gehackt
- Eine Handvoll frisches Basilikum, gehackt

Zubereitung:

1. Heizen Sie den Ofen auf 200°C (400°F) vor. Die Süßkartoffel, die Karotten und die Zucchini in 15 ml Olivenöl und wahlweise Salz schwenken. Verteilen Sie sie auf einem Backblech und rösten Sie sie etwa 30 Minuten lang, bis sie weich und leicht gebräunt sind.
2. Während das Gemüse röstet, die 180 g Quinoa unter kaltem Wasser abspülen, bis das Wasser klar abläuft. Mit den 480 ml Wasser in einen Topf geben und zum Kochen bringen. Die Hitze auf niedrige Stufe reduzieren und die Quinoa zugedeckt etwa 15 Minuten köcheln lassen, bis sie weich ist und das Wasser aufgesogen hat.
3. Für das Dressing das Avocado Fleisch aushöhlen und mit 60 ml Mandelmilch, 15 ml Essig und den restlichen 15 ml Olivenöl in einen Mixer oder eine Küchenmaschine geben. Pürieren, bis alles glatt ist.
4. Sobald die Quinoa und das Gemüse fertig sind, in einer großen Schüssel vermengen. Die frische Petersilie und das Basilikum unterrühren.
5. Vor dem Servieren das Avocado-Dressing über den Salat träufeln. Sie können den Salat warm servieren oder ihn im Kühlschrank aufbewahren und kalt servieren.

Dieser Salat ist reich an Ballaststoffen, pflanzlichem Eiweiß und gesunden Fetten und damit eine gute Wahl für Menschen mit saurem Reflux.

Nährwertangaben: Kalorien: 500 | Kohlenhydrate: 60g | Eiweiß: 10g | Fett: 25g | Ballaststoffe: 10g

---

39. GEBACKENE SÜSSKARTOFFEL MIT SPINAT UND FETA (V)

Zubereitungszeit: 15 min | Kochzeit: 45 min | Portionsgröße: 2 Portionen

Zutaten:

- 2 mittelgroße Süßkartoffeln
- 120 g frischer Spinat, abgespült und abgetropft
- 60 g zerbröckelter Feta-Käse
- 15 ml Olivenöl
- Salz zum Abschmecken (optional)
- Eine Handvoll frisches Basilikum, gehackt

Zubereitung:

1. Heizen Sie den Backofen auf 200°C (400°F) vor. Mit einer Gabel Löcher in die Süßkartoffeln stechen, sie auf ein Backblech legen und etwa 45 Minuten backen, bis sie weich sind.
2. Während die Süßkartoffeln backen, die 15 ml Olivenöl in einer Pfanne bei mittlerer Hitze erhitzen. 120 g Spinat hinzugeben und kochen, bis er verwelkt ist. Beiseitestellen.
3. Sobald die Süßkartoffeln gar sind, lassen Sie sie ein paar Minuten abkühlen, bevor Sie sie der Länge nach aufschneiden. Achten Sie darauf, nicht ganz durchzuschneiden.
4. Die Süßkartoffeln mit dem verwelkten Spinat füllen und dann mit 60 g zerbröckeltem Fetakäse belegen. Vor dem Servieren das gehackte Basilikum darüber streuen.

Diese Mahlzeit ist reich an Ballaststoffen und Antioxidantien, was für Menschen, die unter saurem Reflux leiden, von Vorteil sein kann.

Nährwertangaben: Kalorien: 350 | Kohlenhydrate: 50g | Eiweiß: 10g | Fett: 10g | Ballaststoffe: 8g

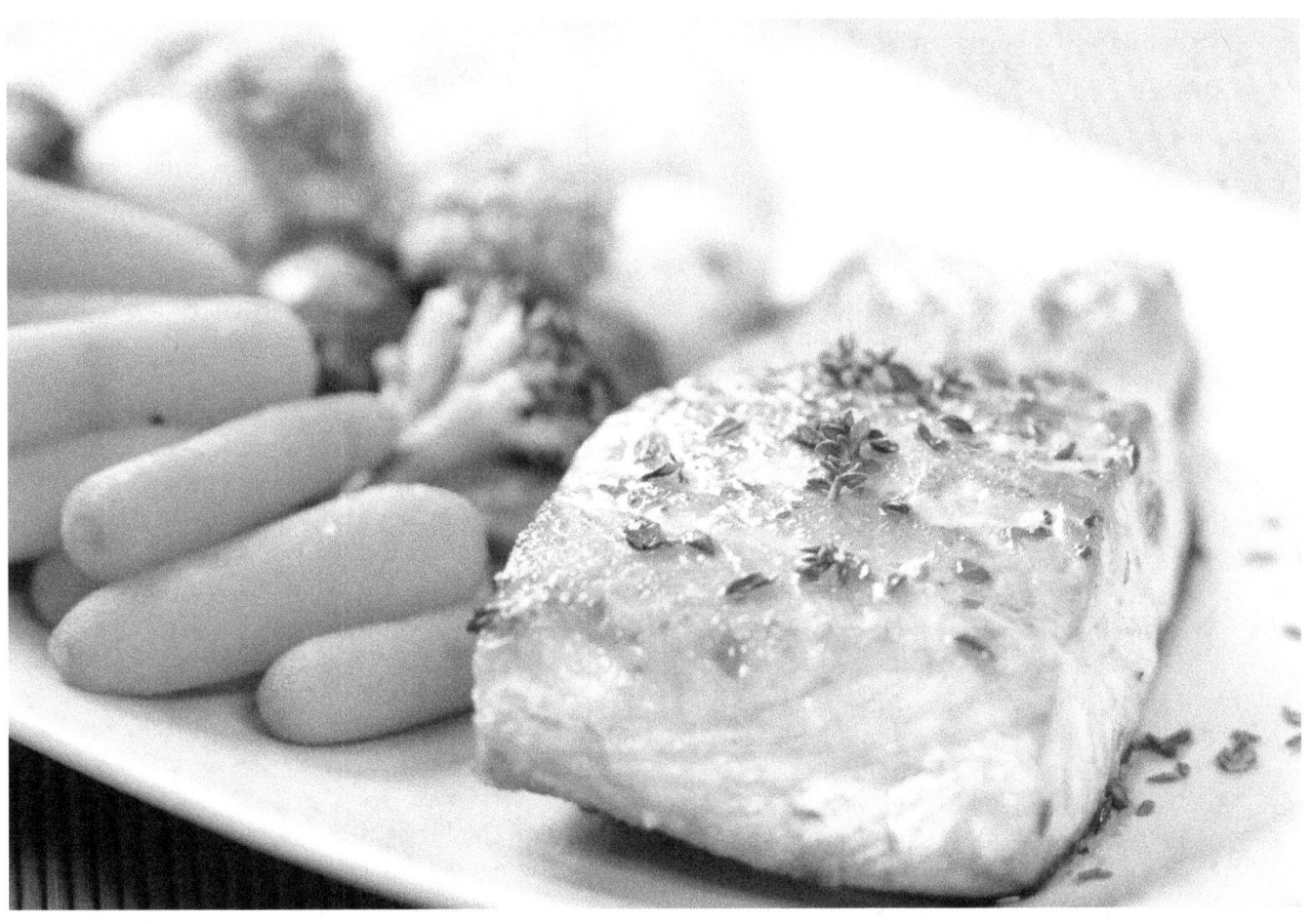

40. GEBACKENER LACHS IN KRÄUTERKRUSTE MIT GEDÜNSTETEM SPARGEL

Zubereitungszeit: 15 min | Kochzeit: 20 min | Portionsgröße: 2 Portionen

Zutaten:

- 2 Lachsfilets
- 15 ml Olivenöl
- 5 ml getrockneter Dill
- 5 ml getrocknete Petersilie
- Salz zum Abschmecken (optional)
- 1 Bund Spargel, abgeschnittene Enden
- 15 ml natives Olivenöl extra
- Salz zum Abschmecken (fakultativ)

Zubereitung:

1. Heizen Sie den Ofen auf 200°C (400°F) vor. Legen Sie die Lachsfilets auf ein Backblech und beträufeln Sie sie mit 15 ml Olivenöl. 5 ml Dill, 5 ml Petersilie und Salz (falls verwendet) über den Lachs streuen.
2. Den Lachs im vorgeheizten Ofen ca. 15-20 Minuten backen, oder bis er durchgebraten ist und sich mit einer Gabel leicht lösen lässt.
3. Während der Lachs backt, den Spargel dämpfen, bis er zart, aber noch knackig ist. Den Spargel vor dem Servieren mit 15 ml nativem Olivenöl extra beträufeln und mit Salz bestreuen (falls verwendet).
4. Servieren Sie die Lachsfilets mit dem gedünsteten Spargel als Beilage.

Diese köstliche und gesunde Mahlzeit ist säurearm und eignet sich daher perfekt für Menschen, die unter Säurereflux leiden.

Nährwertangaben: Kalorien: 300 | Kohlenhydrate: 5g | Eiweiß: 35g | Fett: 15g | Ballaststoffe: 3g

41. GEGRILLTES HÜHNERFLEISCH MIT INGWER-BOK CHOY-PFANNE

Zubereitungszeit: 20 min | Kochzeit: 20 min | Portionsgröße: 2 Portionen

Zutaten:

- 2 Hühnerbrüste
- 15 ml Olivenöl
- Salz zum Abschmecken (optional)
- 15 ml frisch geriebener Ingwer
- 480 ml gehackter Bok Choy
- 30 ml natriumarme Sojasauce (oder Tamari für die glutenfreie Variante und wenn es sich bei Ihnen um ein auslösendes Lebensmittel handelt)
- 15 ml Reisessig

Zubereitung:

1. Erhitzen Sie Ihren Grill oder eine Grillpfanne bei mittlerer Hitze. Reiben Sie die Hähnchenbrüste mit den 15 ml Olivenöl ein und würzen Sie sie mit Salz (falls verwendet). Grillen Sie das Hähnchen etwa 7-10 Minuten auf jeder Seite, oder bis das Hähnchen durchgebraten ist und der Saft klar herausläuft. Nehmen Sie das Hähnchen vom Grill und lassen Sie es ruhen.
2. Während das Hähnchen ruht, eine große Pfanne bei mittlerer Hitze erhitzen. Die 15 ml geriebenen Ingwer hinzugeben und etwa eine Minute lang kochen, bis er duftet.
3. 480 ml gehackten Bok Choy in die Pfanne geben und etwa 3-4 Minuten kochen, bis er anfängt zu welken. 30 ml Sojasauce (oder Tamari) und 15 ml Reisessig unterrühren und den Bok Choy weiter kochen, bis er zart, aber noch knackig ist.
4. Das gegrillte Hähnchen in Scheiben schneiden und mit dem Ingwer-Bok Choy-Rührbraten servieren.

Diese Mahlzeit ist nicht nur köstlich, sondern auch sehr nährstoffreich und löst keine Refluxsymptome aus.

Nährwertangaben: Kalorien: 280 | Kohlenhydrate: 10g | Eiweiß: 40g | Fett: 8g | Ballaststoffe: 3g

42. GEBACKENER TILAPIA MIT DILL

Zubereitungszeit: 10 min | Kochzeit: 15 min | Portionsgröße: 2 Portionen

Zutaten:

- 2 Tilapia-Filets
- 15 ml Olivenöl
- Salz zum Abschmecken (optional)
- Frischer Dill, gehackt
- 15 ml Reisessig

Zubereitung:

1. Heizen Sie den Ofen auf 200°C (400°F) vor. Ein Backblech mit Pergamentpapier auslegen.
2. Reiben Sie die Tilapia-Filets mit 15 ml Olivenöl ein und würzen Sie sie mit Salz (falls verwendet). Den gehackten Dill über die Filets streuen.

3. Die Filets auf das vorbereitete Backblech legen und ca. 10-15 Minuten backen, oder bis den Fisch durchgegart ist und sich mit einer Gabel leicht lösen lässt.
4. Den gebackenen Tilapia kurz vor dem Servieren mit 15 ml Reisessig beträufeln. Dieses Gericht ist einfach, leicht und schnell zubereitet - perfekt für einen anstrengenden Wochentag.

Nährwertangaben: Kalorien: 190 | Kohlenhydrate: 0g | Eiweiß: 28g | Fett: 9g | Ballaststoffe: 0g

43. GEBACKENES HÄHNCHEN MIT GEDÜNSTETEM ROSENKOHL UND BRAUNEM REIS

Zubereitungszeit: 10 Min. | Kochzeit: 40 Min. | Portionen: 4

Zutaten:

- 4 Hähnchenbrüste ohne Knochen und ohne Haut
- 240 g Rosenkohl, halbiert
- 240 g gekochter brauner Reis
- 30 ml Olivenöl
- Salz zum Abschmecken
- 5 ml getrockneter Thymian
- 5 ml getrockneter Rosmarin

Zubereitung:

1. Heizen Sie den Ofen auf 190°C (375°F) vor.
2. Die Hähnchenbrüste mit einer Mischung aus 5 ml getrocknetem Thymian, 5 ml getrocknetem Rosmarin, 30 ml Olivenöl und Salz einreiben. Legen Sie sie auf ein Backblech und backen Sie sie etwa 20-25 Minuten, bis das Hähnchen in der Mitte nicht mehr rosa ist.
3. Während das Hähnchen gart, den Rosenkohl dämpfen, bis er zart ist, aber noch etwas knackig, etwa 10 Minuten.
4. Den 240 g gekochten braunen Reis auf 4 Teller verteilen, jeweils eine Hähnchenbrust darauflegen und den Rosenkohl gleichmäßig darauf verteilen.
5. Warm servieren und genießen!

Nährwert: Kalorien: 460 | Eiweiß: 42g | Kohlenhydrate: 35g | Ballaststoffe: 4g | Fett: 15g

Hinweis: Für Menschen mit einer Glutenunverträglichkeit ist brauner Reis ein glutenfreies Getreide und kann daher unbedenklich verzehrt werden. Wenn jemand eine Allergie gegen Hühnerfleisch hat, kann das Hühnerfleisch in diesem Rezept durch Putenfleisch oder Fisch ersetzt werden. Es wird auch empfohlen, darauf zu achten, dass die verwendeten getrockneten Kräuter frei von zusätzlichen Zusatzstoffen oder Konservierungsmitteln sind, die möglicherweise einen Säurereflux auslösen könnten.

44. GEBACKENER KABELJAU MIT MANGO-AVOCADO-SALSA

Zubereitungszeit: 15 min | Kochzeit: 15 min | Portionsgröße: 4 Portionen

Zutaten:

- 4 Kabeljaufilets (je 170 g)
- 30 ml Olivenöl
- Salz zum Abschmecken (optional)
- 1 reife Mango, geschält und gewürfelt
- 1 reife Avocado, geschält und gewürfelt
- 1 Salatgurke, geschält und gewürfelt
- Eine Handvoll frischer Korianderblätter, gehackt
- Saft von 1 Limette (bei Empfindlichkeit gegenüber Zitrusfrüchten durch einen Spritzer Apfelessig ersetzen)

Zubereitung:

1. Heizen Sie den Ofen auf 200°C (400°F) vor. Ein Backblech mit Pergamentpapier auslegen.
2. Die Kabeljaufilets mit 15 ml Olivenöl einpinseln und nach Belieben leicht salzen. Die Filets auf dem Backblech anrichten.
3. Den Kabeljau im vorgeheizten Ofen etwa 15 Minuten backen, bis er durchgebraten ist und sich mit einer Gabel leicht lösen lässt.
4. Während der Kabeljau backt, die Salsa zubereiten: In einer Schüssel die gewürfelte Mango, Avocado, Gurke, gehackten Koriander und Limettensaft (oder Apfelessig) vermengen. Gut mischen.
5. Die Mango-Avocado-Salsa kurz vor dem Servieren über den gebackenen Kabeljau löffeln. Guten Appetit!

Nährwertangaben: Kalorien: 380 | Kohlenhydrate: 25g | Eiweiß: 35g | Fett: 15g | Ballaststoffe: 7g

45. GARNELEN IN DER PFANNE MIT QUINOA UND BROKKOLI

Zubereitungszeit: 15 min | Kochzeit: 25 min | Portionsgröße: 4 Portionen

Zutaten:

- 454 g (1 Pfund) Garnelen, geschält und entdarmt
- 30 ml (2 Esslöffel) Olivenöl
- 180 g (1 Tasse) Quinoa
- 480 ml (2 Tassen) natriumarme Gemüsebrühe
- 240 g (2 Tassen) Brokkoli-Röschen
- Salz zum Abschmecken (optional)
- Eine Handvoll frische Petersilienblätter, gehackt
- Ein Spritzer Apfelessig

Zubereitung:

1. Erhitzen Sie 15 ml (1 Esslöffel) des Olivenöls in einer großen Pfanne bei mittlerer Hitze. Die Garnelen hineingeben und kochen, bis sie rosa werden, etwa 3-5 Minuten. Die Garnelen aus der Pfanne nehmen und beiseitestellen.
2. In dieselbe Pfanne die Quinoa geben und 2-3 Minuten rösten, bis sie anfängt, golden zu werden. Die Gemüsebrühe hinzufügen, zum Kochen bringen und dann auf ein Köcheln reduzieren. Zugedeckt 15 Minuten kochen lassen.
3. Die Brokkoliröschen in die Pfanne geben und weitere 5 Minuten zugedeckt kochen lassen, bis die Quinoa gar und der Brokkoli weich ist.
4. Die gekochten Garnelen wieder in die Pfanne geben. Alles miteinander verrühren. Nach Belieben mit etwas Salz und einem Spritzer Apfelessig abschmecken, um dem Ganzen eine gewisse Schärfe zu verleihen.
5. Vor dem Servieren mit frischer Petersilie garnieren. Guten Appetit!

Nährwertangaben: Kalorien: 360 | Kohlenhydrate: 35g | Eiweiß: 30g | Fett: 10g | Ballaststoffe: 5g

46. IM OFEN GEBRATENE HÜHNERBRUST MIT KRÄUTERN

Zubereitungszeit: 15 min | Kochzeit: 20 min | Portionsgröße: 4 Portionen

Zutaten:

- 4 entbeinte, hautlose Hühnerbrüste
- 15 ml (1 Esslöffel) Olivenöl
- 3 g getrockneter Thymian
- 3 g getrockneter Rosmarin
- Salz zum Abschmecken (optional)
- 15 ml (1 Esslöffel) Apfelessig
- Eine Handvoll frische Petersilie, gehackt

Zubereitung:

1. Heizen Sie den Ofen auf 190°C vor.
2. Reiben Sie die Hähnchenbrüste mit Olivenöl ein und würzen Sie sie dann mit 1,5 g getrocknetem Thymian, 1,5 g getrocknetem Rosmarin und nach Belieben mit etwas Salz.
3. Die Hühnerbrüste in eine Auflaufform legen und im Ofen etwa 20 Minuten braten, bis das Huhn durchgebraten ist und in der Mitte nicht mehr rosa ist.
4. Das Hähnchen aus dem Ofen nehmen. Mit Apfelessig beträufeln und die gehackte Petersilie darüber streuen.
5. Servieren Sie die Hähnchenbrüste mit gedünstetem Gemüse oder einem frischen Salat, um eine komplette Mahlzeit zu erhalten. Guten Appetit!

Nährwertangaben: Kalorien: 260 | Kohlenhydrate: 0g | Eiweiß: 30g | Fett: 14g | Ballaststoffe: 0g

47. PUTENFLEISCH, QUINOA UND GEBRATENES GEMÜSE

Zubereitungszeit: 15 min | Kochzeit: 20 min | Portionsgröße: 4 Portionen

Zutaten:

- 454 Gramm (1 Pfund) Putenhackfleisch
- 240 ml (1 Tasse) gekochte Quinoa
- 120 g (1 Tasse) gewürfelte Zucchini
- 120 g (1 Tasse) gewürfelte Karotten
- 120 g (1 Tasse) gewürfelte Champignons
- 15 ml (1 Esslöffel) Olivenöl
- Salz zum Abschmecken (optional)
- Frische Petersilie zum Garnieren

Zubereitung:

1. Erhitzen Sie das Olivenöl in einer großen Pfanne bei mittlerer Hitze.
2. Das Putenhackfleisch in die Pfanne geben. Braten Sie das Fleisch mit einem Löffel an, bis es nicht mehr rosa ist, etwa 5-7 Minuten.
3. Die Zucchini-, Karotten- und Pilzwürfel in die Pfanne geben. Unter gelegentlichem Rühren kochen, bis das Gemüse weich ist, etwa 5-7 Minuten.

4. Die gekochte Quinoa einrühren. Unter gelegentlichem Rühren kochen, bis alles durcherhitzt ist, etwa 2-3 Minuten. Mit einer Prise Salz abschmecken, falls gewünscht.
5. Vor dem Servieren mit frischer Petersilie garnieren. Guten Appetit!

Nährwertangaben: Kalorien: 330 | Kohlenhydrate: 28g | Eiweiß: 28g | Fett: 12g | Ballaststoffe: 5g

Wer Salz nicht verträgt oder unter hohem Blutdruck leidet, kann das Salz weglassen und mit einer natriumfreien Gewürzmischung oder frischen Kräutern abschmecken.

48. GEGRILLTE THUNFISCHSTEAKS MIT GURKENSALAT

Zubereitungszeit: 15 min | Kochzeit: 10 min | Portionsgröße: 2 Portionen

Zutaten:

- 2 Thunfischsteaks (je 170 g)
- 15 ml (1 Esslöffel) Olivenöl
- Salz zum Abschmecken (optional)
- 1 große Salatgurke, gewürfelt
- 15 ml (1 Esslöffel) Apfelessig
- 15 ml (1 Esslöffel) frischer Dill, gehackt
- 15 ml (1 Esslöffel) Honig

Zubereitung:

1. Heizen Sie den Grill auf mittlere bis hohe Hitze vor.
2. Bestreichen Sie beide Seiten der Thunfischsteaks mit Olivenöl und eventuell mit etwas Salz.
3. Legen Sie die Steaks auf den Grill und grillen Sie sie etwa 4-5 Minuten auf jeder Seite oder bis zum gewünschten Gargrad.
4. Während die Steaks grillen, bereiten Sie den Gurkensalat vor, indem Sie die Gurkenwürfel, den Apfelessig, den frischen Dill und den Honig in einer Schüssel vermengen. Umrühren, bis die Gurke gut bedeckt ist.
5. Sobald die Thunfischsteaks fertig sind, servieren Sie sie mit dem Gurkensalat. Guten Appetit!

Nährwertangaben: Kalorien: 330 | Kohlenhydrate: 10g | Eiweiß: 41g | Fett: 13g | Ballaststoffe: 1g

49. GEBRATENE JAKOBSMUSCHELN MIT SPINAT UND SÜßKARTOFFELN

Zubereitungszeit: 10 min | Kochzeit: 20 min | Portionsgröße: 2 Portionen

Zutaten:

- 8 große Jakobsmuscheln
- 30 ml (2 Esslöffel) Olivenöl
- Salz zum Abschmecken (optional)
- 2 Tassen (ca. 100 g) frischer Spinat
- 2 mittelgroße Süßkartoffeln (ca. 400 g), geschält und gewürfelt
- 15 ml (1 Esslöffel) Honig
- 2 Esslöffel frische Petersilie, gehackt

Zubereitung:

1. In einer großen Pfanne 15 ml (1 Esslöffel) Olivenöl auf mittlerer bis hoher Stufe erhitzen.
2. Die Jakobsmuscheln in die Pfanne geben, dabei darauf achten, dass sie nicht zu dicht aneinander liegen. Etwa 2-3 Minuten auf jeder Seite braten, bis sie goldbraun sind. Die Jakobsmuscheln aus der Pfanne nehmen und beiseitestellen.
3. In dieselbe Pfanne die restlichen 15 ml (1 Esslöffel) Olivenöl geben. Die gewürfelten Süßkartoffeln hinzufügen und etwa 10-12 Minuten kochen, bis sie weich sind.
4. Den Spinat in die Pfanne geben und kochen, bis er verwelkt ist, etwa 2 Minuten.
5. Die Jakobsmuscheln wieder in die Pfanne geben und mit Honig beträufeln. Alles gut durchschwenken und sicherstellen, dass Jakobsmuscheln und Gemüse mit dem Honig überzogen sind.
6. Vor dem Servieren mit frischer Petersilie bestreuen. Guten Appetit!

Nährwertangaben: Kalorien: 350 | Kohlenhydrate: 35g | Eiweiß: 17g | Fett: 14g | Ballaststoffe: 6g

50. Gefüllte Portobello-Pilze mit Quinoa (V)

Zubereitungszeit: 15 min | Kochzeit: 20 min | Portionsgröße: 2 Portionen

Zutaten:

- 2 große Portobello-Pilze, Stiele und Kiemen entfernt
- 120 g (1/2 Tasse) gekochte Quinoa
- 15 ml (1 Esslöffel) Olivenöl
- 1 kleine Zucchini, gewürfelt
- 1 rote Paprikaschote, gewürfelt
- 2 Esslöffel frischer Schnittlauch, gehackt (als Ersatz für Zwiebel und Knoblauch)
- Salz zum Abschmecken (optional)
- 30 g (1/4 Tasse) geriebener Mozzarella-Käse (kann als milchfreie Alternative verwendet werden)
- Frische Basilikumblätter zum Garnieren

Zubereitung:

1. Heizen Sie den Ofen auf 190°C vor.
2. Pinseln Sie die Portobello-Pilze mit etwas Olivenöl ein und legen Sie sie mit dem Stiel nach oben auf ein Backblech.
3. In einer Pfanne das restliche Olivenöl bei mittlerer Hitze erhitzen. Die gewürfelten Zucchini und die rote Paprika hinzugeben und etwa 5 Minuten lang anbraten, bis sie weich sind.
4. Die gekochte Quinoa und den Schnittlauch unterrühren und nach Belieben mit Salz würzen.
5. Jeden Portobello-Pilz mit der Quinoa-Mischung füllen und dann mit dem geriebenen Käse bestreuen.
6. Im vorgeheizten Backofen etwa 15 Minuten backen, bis die Pilze weich sind und der Käse geschmolzen ist und sprudelt.
7. Vor dem Servieren mit frischen Basilikumblättern garnieren. Guten Appetit!

Nährwertangaben: Kalorien: 280 | Kohlenhydrate: 25g | Eiweiß: 9g | Fett: 16g | Ballaststoffe: 5g

51. Nudeln mit Garnelen und Zucchini (Zoodles)

Zubereitungszeit: 15 Minuten | Zubereitungszeit: 10 Minuten | Portionsgröße: Für 4 Personen

Zutaten:

- 450 Gramm rohe Garnelen, geschält und entdarmt
- 4 mittelgroße Zucchini, spiralisiert
- 15 ml (1 Esslöffel) Olivenöl
- Salz zum Abschmecken (optional)
- 15 g (1 Esslöffel) frischer Dill, fein gehackt
- 15 g (1 Esslöffel) frische Petersilie, fein gehackt

Zubereitung:

1. Erhitzen Sie das Olivenöl in einer großen Pfanne bei mittlerer Hitze.
2. Die Garnelen in die Pfanne geben und braten, bis sie auf allen Seiten rosa sind, etwa 2-3 Minuten pro Seite. Die Garnelen aus der Pfanne nehmen und beiseitestellen.
3. In dieselbe Pfanne die spiralisierten Zucchini geben. Unter gelegentlichem Rühren kochen, bis die Zucchini gerade weich sind, etwa 3-5 Minuten. Nach Belieben mit einer Prise Salz würzen.
4. Die gekochten Garnelen wieder in die Pfanne mit den Zucchini geben und alles zusammen verrühren. Eine weitere Minute kochen, bis alles durcherhitzt ist.
5. Vor dem Servieren mit frischem Dill und Petersilie garnieren. Guten Appetit!

Nährwertangaben: Kalorien: 220 | Kohlenhydrate: 10g | Eiweiß: 25g | Fett: 9g | Ballaststoffe: 2g

Wer Salz nicht verträgt oder unter hohem Blutdruck leidet, kann das Salz weglassen und mit einer natriumfreien Gewürzmischung oder frischen Kräutern abschmecken.

52. GEFÜLLTE SÜßKARTOFFELN (VG)

Zubereitungszeit: 10 Minuten | Kochzeit: 50 Minuten | Portionen: 4

Zutaten:

- 4 mittelgroße Süßkartoffeln
- 500 g gemischtes Gemüse (z. B. Erbsen, gewürfelte Möhren und Mais)
- 1 Dose (15 Unzen) Kichererbsen, abgetropft und abgespült
- Salz zum Abschmecken
- 30 ml (2 Esslöffel) Olivenöl
- Frische Kräuter (Petersilie oder Dill) zum Garnieren, optional

Zubereitung:

1. Heizen Sie den Ofen auf 200°C (400°F) vor.
2. Jede Süßkartoffel mehrmals mit einer Gabel einstechen und dann auf ein mit Backpapier ausgelegtes Blech legen.
3. Backen Sie die Süßkartoffeln im vorgeheizten Ofen etwa 45 Minuten lang oder bis sie sich mit einer Gabel leicht einstechen lassen.
4. Während die Süßkartoffeln backen, erhitzen Sie das Olivenöl in einer Pfanne bei mittlerer Hitze. Die Gemüsemischung und die Kichererbsen in die Pfanne geben und braten, bis sie durchgewärmt sind. Mit Salz abschmecken.
5. Sobald die Süßkartoffeln gar sind, schneiden Sie sie vorsichtig auf und zerdrücken das Innere mit einer Gabel.
6. Die Gemüse- und Kichererbsenmischung in jede Süßkartoffel geben.
7. Nach Belieben mit frischen Kräutern garnieren und sofort servieren. Guten Appetit!

Nährwertangaben: Kalorien: 340 kcal | Eiweiß: 8g | Kohlenhydrate: 60g | Ballaststoffe: 10g | Fett: 8g |

53. BUDDHA-SCHÜSSEL MIT GEBRATENEM GEMÜSE UND AVOCADO-SAUCE (VG)

Zubereitungszeit: 15 Minuten | Kochzeit: 25 Minuten | Portionen: 4

Zutaten:

- 360 g gekochter brauner Reis
- 300 g Rosenkohl, halbiert
- 300 g mittelgroße Zucchinis, in Scheiben geschnitten
- 30 ml (2 Esslöffel) Olivenöl
- Salz nach Geschmack
- 1 reife Avocado
- 1 Block (400 g) fester Tofu, gepresst und gewürfelt
- 10 ml (2 Teelöffel) Ahornsirup
- Sesamsamen zum Garnieren

Zubereitung:

1. Heizen Sie den Backofen auf 200°C (400°F) vor.
2. Rosenkohl und Zucchinischeiben in 30 ml (2 Esslöffel) Olivenöl und Salz schwenken. Verteilen Sie sie auf einem Backblech und rösten Sie sie etwa 20-25 Minuten, bis das Gemüse zart und leicht verkohlt ist.
3. Während das Gemüse röstet, den Tofu zubereiten. Geben Sie den gewürfelten Tofu und den Ahornsirup in eine beschichtete Pfanne bei mittlerer Hitze. Anbraten, bis der Tofu gebräunt ist und den größten Teil des Sirups aufgesogen hat - etwa 10-15 Minuten.
4. Für die Avocadosauce die Avocado pürieren, bis sie glatt ist. Nach Belieben mit Salz abschmecken.
5. Zum Anrichten der Buddha Bowls den gekochten braunen Reis auf 4 Schüsseln verteilen. Jede Schale mit dem gerösteten Gemüse und dem Tofu belegen. Die Avocadosauce darüber träufeln und mit Sesam bestreuen.
6. Warm servieren und diese gesunde Mahlzeit genießen!

Nährwertangaben: Kalorien: 450 | Eiweiß: 18g | Kohlenhydrate: 55 g | Ballaststoffe: 10 g | Gesamtfett: 18 g

Hinweis: Für Sojaallergiker kann der Tofu durch Kichererbsen ersetzt werden. Sie können auch das gebratene Gemüse je nach Saison oder persönlicher Vorliebe austauschen, achten Sie nur darauf, dass Sie keine Lebensmittel verwenden, die Sodbrennen auslösen.

54. KICHERERBSEN-GEMÜSE-RÜHRBRATEN (VG)

Zubereitungszeit: 10 Minuten | Kochzeit: 15 Minuten | Portionsgröße: 2 Portionen

Zutaten:

- 240 g Kichererbsen (Kichererbsenbohnen), abgetropft und abgespült
- 1 rote Paprika, entkernt und in Scheiben geschnitten (verwenden Sie eine milde Sorte, um Säurereflux zu vermeiden)
- 160 g mittelgroße Zucchini, in Scheiben geschnitten
- 80 g mittelgroße Karotte, in Scheiben geschnitten
- 15 ml (1 Esslöffel) Olivenöl
- 15 ml (1 Esslöffel) frischer Schnittlauch, fein gehackt (als Ersatz für Zwiebeln)
- 15 ml (1 Esslöffel) frischer Ingwer, gerieben
- 15 ml (1 Esslöffel) natriumarme Sojasauce (oder Tamari für die glutenfreie Variante und wenn es bei Ihnen ein auslösendes Lebensmittel ist)
- Frische Korianderblätter zum Garnieren

Zubereitung:

1. Erhitzen Sie das Olivenöl in einer großen Pfanne oder einem Wok bei mittlerer Hitze.
2. Geben Sie die in Scheiben geschnittene rote Paprika, Zucchini und Karotte in die Pfanne. Das Gemüse etwa 5 Minuten lang unter Rühren braten, bis es beginnt, weich zu werden.
3. Die abgetropften Kichererbsen zusammen mit dem gehackten Schnittlauch und dem geriebenen Ingwer in die Pfanne geben. Gut umrühren, um alles zu vermengen.
4. Die Sojasauce (oder Tamari) über das Pfannengericht träufeln und weitere 5 Minuten kochen, bis das Gemüse weich ist und die Kichererbsen durchgebraten sind.
5. Servieren Sie das Pfannengericht heiß und garnieren Sie es mit frischen Korianderblättern. Genießen Sie dieses schmackhafte und nahrhafte Gericht!

Nährwertangaben: Kalorien: 360 | Kohlenhydrate: 45g | Eiweiß: 13g | Fett: 13g | Ballaststoffe: 13g

55. GEMÜSE-QUINOA-RÜHRBRATEN (VG)

Zubereitungszeit: 10 Minuten | Kochzeit: 20 Minuten | Portionen: 2

Zutaten:

- 180 g gekochte Quinoa
- 120 g mittelgroße Zucchini, in Scheiben geschnitten
- 120 g Rosenkohl, halbiert
- 180 g gewürfelter Butternusskürbis
- 30 ml (2 Esslöffel) Olivenöl
- Salz zum Abschmecken
- 30 ml (2 Esslöffel) Tahini
- 15 ml (1 Esslöffel) Ahornsirup
- 240 g (1 Tasse) Kichererbsen aus der Dose, abgespült und abgetropft

Zubereitung:

1. Erhitzen Sie 15 ml (1 Esslöffel) des Olivenöls in einer großen beschichteten Pfanne bei mittlerer Hitze.
2. Zucchini, Rosenkohl und Butternusskürbis hineingeben, mit Salz würzen und anbraten, bis das Gemüse zart ist, etwa 10-15 Minuten.
3. In einer separaten Pfanne die restlichen 15 ml (1 Esslöffel) Olivenöl bei mittlerer Hitze erhitzen, die Kichererbsen hinzufügen und einige Minuten lang anbraten, bis sie durch sind.
4. Die gekochte Quinoa und die Kichererbsen in die Pfanne mit dem Gemüse geben und gut umrühren.
5. In einer kleinen Schüssel das Tahini und den Ahornsirup zu einem Dressing verquirlen. Dieses Dressing über das Wokgemüse träufeln, gut durchschwenken und weitere 2-3 Minuten kochen.
6. Warm servieren. Genießen Sie diese köstliche und nährstoffreiche Mahlzeit!

Nährwertangaben: Kalorien: 425 | Eiweiß: 15g | Kohlenhydrate: 60g | Ballaststoffe: 11g | Fett: 17g |

Hinweis: Wenn Sie eine Glutenunverträglichkeit haben, achten Sie darauf, dass Ihr Quinoa als glutenfrei zertifiziert ist. Wenn Sie eine Nussallergie haben, können Sie das Tahini durch eine nussfreie Butter wie Sonnenblumenkernbutter ersetzen.

56. GEBACKENE AUBERGINE MIT PARMESAN (V)

Zubereitungszeit: 15 Minuten | Kochzeit: 45 Minuten | Portionen: 2

Zutaten:

- 1 mittelgroße Aubergine, in 1/2 Zoll dicke Scheiben geschnitten
- 120 g Mandelmehl (als Ersatz für Paniermehl, das oft Knoblauch und Zwiebeln enthält)
- 1 Teelöffel getrockneter Oregano
- 1/2 Teelöffel Meersalz
- 2 Eier, verquirlt
- 170 g fettarmer Mozzarella-Käse, zerkleinert
- 240 ml (1 Tasse) hausgemachte Marinara-Sauce (stellen Sie sicher, dass Sie sie ohne Knoblauch, Zwiebel und Pfeffer zubereiten)
- Frische Basilikumblätter zum Garnieren
- Olivenölspray

Zubereitung:

1. Heizen Sie den Ofen auf 190 °C vor und legen Sie ein Backblech mit Pergamentpapier aus.
2. In einer flachen Schale Mandelmehl, getrockneten Oregano und Meersalz vermischen. Jede Auberginenscheibe in die verquirlten Eier tauchen, dann mit der Mandelmehlmischung bestreichen. Die bestrichenen Scheiben auf das vorbereitete Backblech legen.
3. Die Auberginenscheiben im vorgeheizten Backofen 20 Minuten lang backen und nach der Hälfte der Zeit wenden.
4. Wenn die Scheiben gar sind, die Ofentemperatur auf 200°C (400°F) erhöhen. Eine Auflaufform mit Olivenöl besprühen, dann die Hälfte der Auberginenscheiben in die Form schichten. Die Hälfte der Marinarasauce und die Hälfte des geriebenen Mozzarellas darüber geben.
5. Den Vorgang mit den restlichen Auberginen, der Marinarasauce und dem Mozzarella wiederholen.
6. 20-25 Minuten backen, bis der Käse geschmolzen ist und blubbert.
7. Heiß servieren und mit frischen Basilikumblättern garnieren. Genießen Sie dieses schmackhafte und sättigende Gericht!

Nährwertangaben: Kalorien: 400 | Kohlenhydrate: 30g | Eiweiß: 22g | Fett: 24g | Ballaststoffe: 11g

57. TACOS AUS SCHWARZEN BOHNEN UND SÜßKARTOFFELN (VG)

Zubereitungszeit: 15 Minuten | Kochzeit: 30 Minuten | Portionen: 2

Zutaten:

- 1 große Süßkartoffel, gewürfelt
- 1 Dose (15 Unzen) schwarze Bohnen, abgetropft und abgespült
- 5 Gramm Kreuzkümmel (etwa 1 Teelöffel)
- Salz zum Abschmecken
- 15 g Olivenöl (ca. 1 Esslöffel)
- 4 Maistortillas
- 1 reife Avocado, in Scheiben geschnitten
- Eine Handvoll frischer Koriander, gehackt
- Limettenspalten zum Servieren (optional, da manche Menschen mit saurem Reflux kleine Mengen an Zitrusfrüchten vertragen können)

Zubereitung:

1. Heizen Sie den Ofen auf 200°C (400°F) vor. Ein Backblech mit Pergamentpapier auslegen.
2. Schwenken Sie die gewürfelte Süßkartoffel in Olivenöl, Kreuzkümmel und Salz. Verteilen Sie sie auf dem vorbereiteten Backblech.
3. Die Süßkartoffel im vorgeheizten Ofen 20-25 Minuten rösten, bis sie weich und leicht karamellisiert ist.
4. Während die Süßkartoffel röstet, die schwarzen Bohnen in einem kleinen Topf bei mittlerer Hitze aufwärmen.
5. Zum Anrichten der Tacos die Maistortillas in einer trockenen Pfanne bei mittlerer Hitze erwärmen. Etwas von den warmen schwarzen Bohnen auf jede Tortilla geben, dann die geröstete Süßkartoffel darauf verteilen.
6. Garnieren Sie die Tacos mit Avocadoscheiben und frischem Koriander. Nach Belieben mit Limettenspalten servieren. Genießen Sie diese köstlichen und schmackhaften Tacos!

Nährwertangaben: Kalorien: 470 | Kohlenhydrate: 75g | Eiweiß: 14g | Fett: 15g | Ballaststoffe: 18g

58. LINSEN-GEMÜSE-EINTOPF (VG)

Zubereitungszeit: 15 Minuten | Kochzeit: 45 Minuten | Portionsgröße: 2 Portionen

Zutaten:

- 180 Gramm grüne Linsen, abgespült
- 150 g Möhren, gewürfelt
- 100 g Stangensellerie, gewürfelt
- 150 g Zucchini, gewürfelt
- 950 ml natriumarme Gemüsebrühe
- 5 g Kurkuma
- Salz zum Abschmecken
- 15 ml Olivenöl
- Frische Petersilie, gehackt, zum Garnieren (optional)

Zubereitung:

1. Erhitzen Sie das Olivenöl in einem großen Topf bei mittlerer Hitze.
2. Karotten und Sellerie in den Topf geben und anbraten, bis sie anfangen, weich zu werden, etwa 5 Minuten.
3. Die Zucchini einrühren und weitere 2-3 Minuten anbraten.
4. Die Linsen, Gemüsebrühe, Kurkuma und Salz in den Topf geben. Alles zusammen umrühren und die Mischung zum Köcheln bringen.
5. Sobald der Eintopf köchelt, die Hitze auf niedrige Stufe reduzieren und den Topf abdecken. Lassen Sie den Eintopf etwa 35-40 Minuten kochen, bis die Linsen weich sind.
6. Den Eintopf auf zwei Schüsseln verteilen und nach Belieben mit frischer Petersilie garnieren. Heiß servieren.

Nährwertangaben: Kalorien: 385 | Kohlenhydrate: 60g | Eiweiß: 24g | Fett: 8g | Ballaststoffe: 24g

59. RISOTTO MIT PILZEN UND SPINAT (V)

Zubereitungszeit: 15 Minuten | Kochzeit: 40 Minuten | Portionsgröße: 2 Portionen

Zutaten:

- 180 g Arborio-Reis
- 590 g natriumarme Gemüsebrühe
- 100 g gehackte Champignons
- 200 g frischer Spinat
- 30 g Nährhefe oder fettarmer geriebener Parmesankäse (optional)
- 15 ml Olivenöl
- Salz zum Abschmecken
- Frische Petersilie, gehackt, zum Garnieren (fakultativ)

Zubereitung:

1. Erhitzen Sie das Olivenöl in einer großen Pfanne bei mittlerer Hitze.
2. Die Pilze hinzufügen und anbraten, bis sie gebräunt und zart sind, etwa 5-7 Minuten.
3. Den Arborio-Reis einrühren und darauf achten, dass alle Körner mit Öl bedeckt sind.
4. Etwa 150 ml (1 Kelle) Gemüsebrühe in die Pfanne geben und den Risotto rühren, bis die Brühe aufgesogen ist.
5. Nach und nach etwa 150 ml Brühe hinzugeben und warten, bis die vorherige Menge aufgesaugt ist, bevor Sie weitere Brühe hinzufügen. Häufig umrühren, damit der Reis nicht am Boden der Pfanne festklebt.
6. Nach etwa 20-25 Minuten, wenn der größte Teil der Brühe eingearbeitet ist und der Reis weich ist, aber noch etwas Biss hat, den Spinat unterheben. Weiter kochen, bis der Spinat verwelkt ist.
7. Die Nährhefe oder den fettarmen Parmesankäse (falls verwendet) unterrühren und mit Salz abschmecken.
8. Das Risotto auf zwei Schüsseln verteilen, nach Belieben mit frischer Petersilie garnieren und heiß servieren.

Nährwertangaben: Kalorien: 385 | Kohlenhydrate: 72g | Eiweiß: 10g | Fett: 7g | Ballaststoffe: 4g

KUCHENREZEPTE

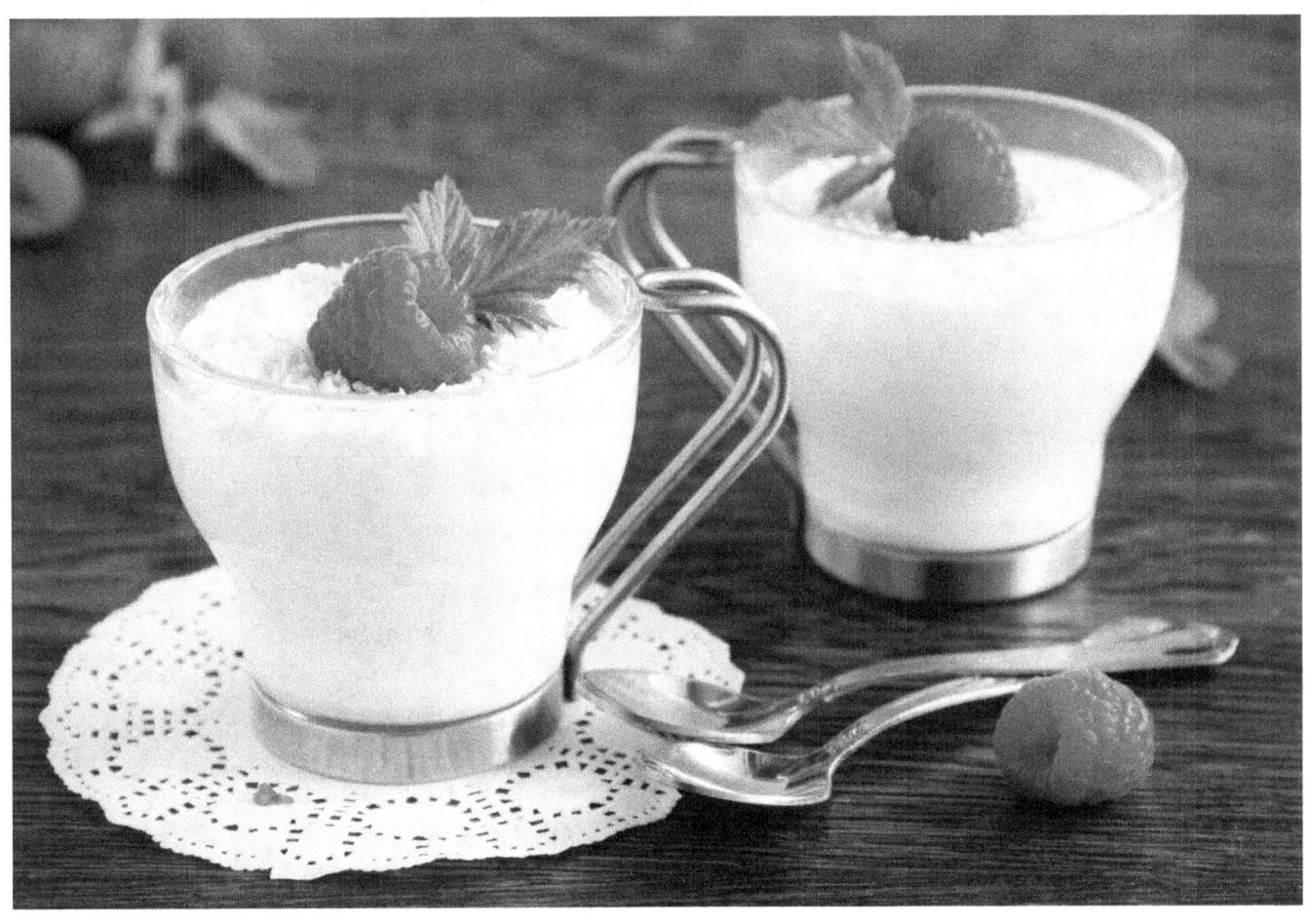

60. FRISCHER OBSTSALAT MIT HONIG BETRÄUFELT (VG)

Zubereitungszeit: 10 Minuten | Kochzeit: 0 Minuten | Portionsgröße: 2 Portionen

Zutaten:

- 1 mittelgroßer Apfel, entkernt und gewürfelt
- 1 mittelgroße Birne, entkernt und zerkleinert
- 120 g frische Heidelbeeren
- 120 g frische Himbeeren
- 120 g frische Erdbeeren, zerkleinert
- 30 ml roher Honig

Zubereitung:

1. Apfel, Birne, Heidelbeeren, Himbeeren und Erdbeeren in einer großen Schüssel vermengen.
2. Den Rohhonig über das Obst träufeln und vorsichtig umrühren, bis das gesamte Obst mit Honig bedeckt ist.
3. Den Obstsalat auf zwei Schüsseln verteilen und sofort servieren.

Nährwertangaben: Kalorien: 245 | Kohlenhydrate: 63g | Eiweiß: 2g | Fett: 1g | Ballaststoffe: 9g

61. GEBACKENE HAFERFLOCKEN MIT APFEL UND ZIMT (V)

Zubereitungszeit: 10 Minuten | Kochzeit: 35 Minuten | Portionsgröße: 2 Portionen

Zutaten:

- 90 Gramm altmodische Haferflocken
- 5 g Backpulver
- 2 Gramm gemahlener Zimt
- Eine Prise (etwa 1 Gramm) Salz
- 240 ml Mandelmilch oder andere pflanzliche Milch
- 5 ml Vanilleextrakt
- 30 ml reiner Ahornsirup
- 1 mittelgroßer Apfel, geschält und gewürfelt
- 30 g gehackte Walnüsse (optional)

Zubereitung:

1. Heizen Sie den Ofen auf 190 °C vor und fetten Sie eine kleine Auflaufform leicht ein.
2. In einer Schüssel die Haferflocken, das Backpulver, den Zimt und das Salz vermischen.
3. In einer anderen Schüssel die Mandelmilch, den Vanilleextrakt und den Ahornsirup verquirlen.

4. Die feuchten Zutaten zu den trockenen geben und umrühren, bis alles gut vermischt ist. Dann den gewürfelten Apfel unterheben.
5. Die Mischung in die vorbereitete Auflaufform geben und gleichmäßig verteilen.
6. Eventuell mit gehackten Walnüssen bestreuen und etwa 35 Minuten backen, bis die Oberfläche goldgelb ist und die Haferflocken fest geworden sind.
7. Vor dem Servieren ein paar Minuten abkühlen lassen.

Nährwertangaben: Kalorien: 290 | Kohlenhydrate: 52g | Eiweiß: 7g | Fett: 7g | Ballaststoffe: 7g

62. GESUNDES BANANENBROT (V)

Zubereitungszeit: 15 Minuten | Garzeit: 50 Minuten | Portionsgröße: 12 Portionen

Zutaten:

- 4 reife Bananen
- 80 ml geschmolzenes Kokosnussöl
- 60 ml Mandelmilch
- 5 ml Vanilleextrakt
- 120 g Kokosblütenzucker
- 5 g Backpulver
- Eine Prise (etwa 1 Gramm) Salz
- 240 g Weizenvollkornmehl
- 60 g gehackte Walnüsse (optional)

Zubereitung:

1. Heizen Sie den Backofen auf 175°C vor und fetten Sie eine 23x13 cm große Laibform ein.
2. In einer großen Schüssel die Bananen pürieren, bis sie glatt sind. Kokosnussöl, Mandelmilch und Vanilleextrakt unterrühren.
3. Kokosblütenzucker, Backpulver und Salz hinzufügen und verrühren, bis alles gut vermischt ist.
4. Nach und nach das Weizenvollkornmehl einrühren, dabei darauf achten, nicht zu viel zu mischen.
5. Falls gewünscht, die gehackten Walnüsse unterheben.
6. Den Teig in die vorbereitete Laibform geben und 50 Minuten backen, oder bis einen Zahnstocher in der Mitte sauber herauskommt.
7. Das Brot 10 Minuten lang in der Form abkühlen lassen, dann herausnehmen und auf einem Gitterrost vollständig abkühlen lassen.

Nährwertangaben: Kalorien: 200 | Kohlenhydrate: 33g | Eiweiß: 4g | Fett: 7g | Ballaststoffe: 4g

63. MANDELBUTTERKEKSE (V)

Zubereitungszeit: 15 Minuten | Backzeit: 10 Minuten | Portionsgröße: 24 Kekse

Zutaten:

- 240 ml Mandelbutter
- 200 g Kokosblütenzucker
- 5 ml reiner Vanilleextrakt
- 120 g Weizenvollkornmehl
- 5 g Backpulver
- Eine Prise (etwa 1 Gramm) Salz
- 60 ml Mandelmilch

Zubereitung:

1. Heizen Sie den Ofen auf 175°C vor und legen Sie zwei Backbleche mit Pergamentpapier aus.
2. Mischen Sie in einer großen Schüssel die Mandelbutter, den Kokosblütenzucker und den Vanilleextrakt, bis alles gut vermischt ist.
3. In einer anderen Schüssel das Weizenvollkornmehl, das Backpulver und das Salz vermischen.
4. Nach und nach die trockenen Zutaten abwechselnd mit der Mandelmilch zur Mandelbuttermischung geben und so lange rühren, bis ein Teig entsteht.
5. Den Teig zu 2,5 cm großen Kugeln formen und mit einem Abstand von etwa 5 cm auf die vorbereiteten Backbleche legen.
6. Mit den Zinken einer Gabel auf jeden Keks drücken, um ihn leicht zu glätten und ein kreuzförmiges Muster zu erzeugen.
7. 10 Minuten backen, oder bis die Ränder goldgelb sind. Die Kekse 5 Minuten lang auf den Backblechen abkühlen lassen, dann auf einem Gitterrost vollständig abkühlen lassen.

Nährwertangaben: Kalorien: 110 | Kohlenhydrate: 11g | Eiweiß: 3g | Fett: 6g | Ballaststoffe: 2g

64. BLAUBEER-CHIA-SAMEN-PUDDING (VG)

Zubereitungszeit: 10 Minuten | Keine Kochzeit | Portionsgröße: 2 Portionen

Zutaten:

- 240 ml ungesüßte Mandelmilch
- 120 g frische Heidelbeeren
- 3 Esslöffel Chiasamen
- 30 ml reiner Ahornsirup
- 2,5 ml reines Vanilleextrakt

Zubereitung:

1. In einer Schüssel Mandelmilch, Blaubeeren, Chiasamen, Ahornsirup und Vanilleextrakt verrühren.
2. Die Schüssel abdecken und mindestens 4 Stunden, am besten über Nacht, in den Kühlschrank stellen.
3. Vor dem Servieren den Pudding gut umrühren, um die Chiasamen zu verteilen. Den Pudding auf zwei Schüsseln aufteilen und nach Belieben mit zusätzlichen Blaubeeren garnieren. Genießen!

Nährwertangaben: Kalorien: 200 | Kohlenhydrate: 30g | Eiweiß: 5g | Fett: 7g | Ballaststoffe: 10g

65. GEGRILLTE PFIRSICHE MIT GRIECHISCHEM JOGHURT (V)

Zubereitungszeit: 5 Minuten | Kochzeit: 10 Minuten | Portionsgröße: 2 Portionen

Zutaten:

- 2 reife Pfirsiche, halbiert und entkernt
- 240 g fettarmer griechischer Joghurt
- 30 g reiner Ahornsirup
- 2,5 g reines Vanilleextrakt

Zubereitung:

1. Heizen Sie den Grill auf mittlere Hitze vor.
2. Legen Sie die Pfirsichhälften mit der Schnittseite nach unten auf den Grill. 4-5 Minuten grillen, bis die Pfirsiche weich sind und Grillspuren aufweisen.
3. Während die Pfirsiche grillen, mischen Sie in einer Schüssel den griechischen Joghurt, den Ahornsirup und den Vanilleextrakt.
4. Sobald die Pfirsiche gar sind, lassen Sie sie vor dem Servieren etwas abkühlen.
5. Zum Servieren jeweils zwei Pfirsichhälften auf einen Teller geben und mit der griechischen Joghurtmischung anrichten. Falls gewünscht, mit frischen Minzblättern garnieren. Guten Appetit!

Nährwertangaben: Kalorien: 150 | Kohlenhydrate: 30g | Eiweiß: 9g | Fett: 1g | Ballaststoffe: 3g

66. MANDEL-DATTEL-ENERGIEKUGELN (VG)

Zubereitungszeit: 15 Minuten | Kochzeit: 0 Minuten | Portionsgröße: Ergibt 10 Kugeln

Zutaten:

- 140 Gramm rohe Mandeln
- 200 g entsteinte Medjool-Datteln
- 40 g ungesüßten Kokosraspeln
- 7 g Chiasamen
- 32 g Mandelbutter
- 2,5 g reines Vanilleextrakt
- Eine Prise Meersalz

Zubereitung:

1. Geben Sie die Mandeln in eine Küchenmaschine und pulsieren Sie sie, bis sie fein gehackt sind.
2. Die Datteln, Kokosraspeln, Chiasamen, Mandelbutter, Vanilleextrakt und eine Prise Meersalz in die Küchenmaschine geben. So lange mixen, bis die Mischung gut vermischt ist und zu kleben beginnt.
3. Die Masse mit den Händen zu Kugeln formen, die etwa so groß wie ein Golfball sind.
4. Die Energiebälle auf ein mit Pergamentpapier ausgelegtes Tablett legen und mindestens 1 Stunde lang im Kühlschrank fest werden lassen.
5. Genießen Sie diese Energiebälle als Snack oder schnelles Frühstück. Sie können in einem luftdichten Behälter im Kühlschrank bis zu einer Woche aufbewahrt werden.

Nährwertangaben: Kalorien: 145 | Kohlenhydrate: 17g | Eiweiß: 4g | Fett: 8g | Ballaststoffe: 4g

67. GEBACKENE ÄPFEL MIT HAFERFLOCKEN GEFÜLLT (V)

Zubereitungszeit: 15 Minuten | Garzeit: 30 Minuten | Portionsgröße: Für 4 Personen

Zutaten:

- 4 mittelgroße Äpfel
- 80 Gramm Haferflocken
- 32 g Mandelbutter
- 15 g Ahornsirup
- 2,5 g gemahlener Zimt
- 1,25 g gemahlene Muskatnuss
- 120 Milliliter ungesüßte Mandelmilch
- Eine Handvoll gehackter roher Mandeln

Zubereitung:

1. Heizen Sie den Ofen auf 175°C (350°F) vor und legen Sie ein Backblech mit Pergamentpapier aus.
2. Schneiden Sie den oberen Teil jedes Apfels ab und entfernen Sie das Kerngehäuse, so dass eine Vertiefung entsteht. Achten Sie darauf, dass Sie den Boden des Apfels nicht anstechen.
3. In einer mittelgroßen Schüssel Haferflocken, Mandelbutter, Ahornsirup, Zimt, Muskatnuss und Mandelmilch vermischen. Umrühren, bis alles gut vermischt ist.
4. Löffeln Sie die Haferflockenmischung in jeden Apfel, bis er gefüllt ist.
5. Die gefüllten Äpfel auf das vorbereitete Backblech legen. Bestreuen Sie jeden Apfel mit den gehackten Mandeln.
6. 30-35 Minuten backen, bis die Äpfel weich sind und die Haferflocken gar sind.
7. Lassen Sie die Äpfel vor dem Servieren etwas abkühlen.

Nährwertangaben: Kalorien: 220 | Kohlenhydrate: 40g | Eiweiß: 5g | Fett: 6g | Ballaststoffe: 6g

68. HAUSGEMACHTES ERDBEERSORBET (VG)

Zubereitungszeit: 10 Minuten | Gefrierzeit: 3 Stunden | Portionsgröße: Für 4 Personen

Zutaten:

- 600 Gramm frische Erdbeeren, geschält
- 120 Milliliter Ahornsirup
- 240 Milliliter Wasser
- 5 Gramm Vanilleextrakt

Zubereitung:

1. Die Erdbeeren, den Ahornsirup, das Wasser und den Vanilleextrakt in einen Mixer geben.
2. Pürieren, bis die Masse glatt ist.
3. Gießen Sie die Mischung in eine flache, gefriersichere Schale.
4. Etwa 3 Stunden lang einfrieren, oder bis das Sorbet fest geworden ist.
5. Nehmen Sie das Sorbet aus dem Gefrierschrank und lassen Sie es etwa 5 Minuten bei Raumtemperatur stehen, damit es etwas weicher wird.
6. Das Sorbet in Servierschalen oder Gläser füllen und sofort servieren.

Nährwertangaben: Kalorien: 135 | Kohlenhydrate: 34g | Eiweiß: 1g | Fett: 0,5g | Ballaststoffe: 3g

69. HAFERFLOCKEN-ROSINEN-KEKSE (V)

Zubereitungszeit: 15 Minuten | Backzeit: 15 Minuten | Portionsgröße: Ergibt 12 Kekse

Zutaten:

- 135 g Haferflocken
- 90 g Weizenvollkornmehl
- 7,5 g Backpulver
- 2,5 g gemahlener Zimt
- 1,25 g Salz
- 120 Milliliter Ahornsirup
- 60 Milliliter ungesüßtes Apfelmus
- 60 Milliliter Pflanzenöl
- 5 Gramm Vanilleextrakt
- 110 Gramm Rosinen

Zubereitung:

1. Heizen Sie den Ofen auf 180 °C vor und legen Sie ein Backblech mit Pergamentpapier aus.
2. In einer großen Schüssel Haferflocken, Mehl, Backpulver, Zimt und Salz vermischen.
3. In einer anderen Schüssel den Ahornsirup, das Apfelmus, das Öl und den Vanilleextrakt verquirlen, bis alles gut vermischt ist.
4. Die feuchten Zutaten zu den trockenen Zutaten geben und verrühren, bis alles gut vermischt ist.
5. Die Rosinen unterheben.
6. Esslöffelweise die Mischung auf das vorbereitete Backblech geben, wobei zwischen den einzelnen Keksen ein oder zwei Zentimeter Platz bleiben sollte.
7. Jeden Keks mit der Rückseite eines Löffels leicht flach drücken.
8. 15 Minuten backen, oder bis die Ränder goldbraun sind.
9. Lassen Sie die Kekse einige Minuten auf dem Backblech abkühlen und geben Sie sie dann zum vollständigen Abkühlen auf ein Drahtgitter.

Nährwertangaben: Kalorien: 150 | Kohlenhydrate: 24g | Eiweiß: 2g | Fett: 5g | Ballaststoffe: 2g

70. GEMISCHTES BEERENKOMPOTT MIT GRIECHISCHEM JOGHURT

Zubereitungszeit: 10 Minuten | Garzeit: 20 Minuten | Portionsgröße: Für 4 Personen

Zutaten:

- 280 Gramm gemischte Beeren (z. B. Himbeeren, Heidelbeeren und Erdbeeren)
- 30 Gramm Honig oder Ahornsirup
- 2,5 g Vanilleextrakt
- 475 Gramm fettarmer griechischer Joghurt

Zubereitung:

1. In einem mittelgroßen Topf die gemischten Beeren, den Honig oder Ahornsirup und den Vanilleextrakt vermischen.
2. Bei mittlerer Hitze erhitzen, bis die Beeren anfangen, ihren Saft abzugeben, etwa 5-10 Minuten.
3. Die Hitze auf niedrige Stufe reduzieren und unter gelegentlichem Rühren köcheln lassen, bis sich die Beeren aufgelöst haben und die Soße eingedickt ist, etwa 10 Minuten.
4. Lassen Sie das Beerenkompott auf Zimmertemperatur abkühlen.
5. Griechischen Joghurt in Servierschalen geben und mit dem abgekühlten Beerenkompott anrichten.
6. Sofort servieren oder für eine spätere Verwendung in den Kühlschrank stellen. Das Kompott hält sich im Kühlschrank bis zu einer Woche.

Nährwertangaben: Kalorien: 120 | Kohlenhydrate: 15g | Eiweiß: 9g | Fett: 2g | Ballaststoffe: 2g

71. GEBACKENE BIRNEN MIT HONIG UND ZIMT (V)

Zubereitungszeit: 10 Minuten | Kochzeit: 30 Minuten | Portionsgröße: Für 4 Personen

Zutaten:

- 4 reife, aber feste Birnen
- 16 g Honig (4 Teelöffel)
- 1,2 g gemahlener Zimt (1/2 Teelöffel)
- 0,6 g gemahlene Muskatnuss (1/4 Teelöffel)

Zubereitung:

1. Den Backofen auf 190°C (375°F) vorheizen.
2. Die Birnen halbieren und mit einem Löffel das Kerngehäuse aushöhlen, so dass in der Mitte jeder Birnenhälfte eine Vertiefung entsteht.

3. Legen Sie die Birnenhälften mit der Schnittfläche nach oben in eine Auflaufform.

4. Jede Birnenhälfte mit etwa 4 g (1 Teelöffel) Honig beträufeln, dann mit etwa 1,2 g (1/2 Teelöffel) Zimt und 0,6 g (1/4 Teelöffel) Muskatnuss bestreuen.

5. Die Auflaufform mit Folie abdecken und etwa 20 Minuten backen.

6. Dann den Deckel abnehmen und weitere 10 Minuten backen, oder bis die Birnen weich sind und der Honig karamellisiert ist.

7. Warm als gesundes und leckeres Dessert servieren.

Nährwertangaben: Kalorien: 100 | Kohlenhydrate: 27g | Eiweiß: 1g | Fett: 0g | Ballaststoffe: 5g

72. KOKOSNUSSMILCH-PANNA-COTTA (V)

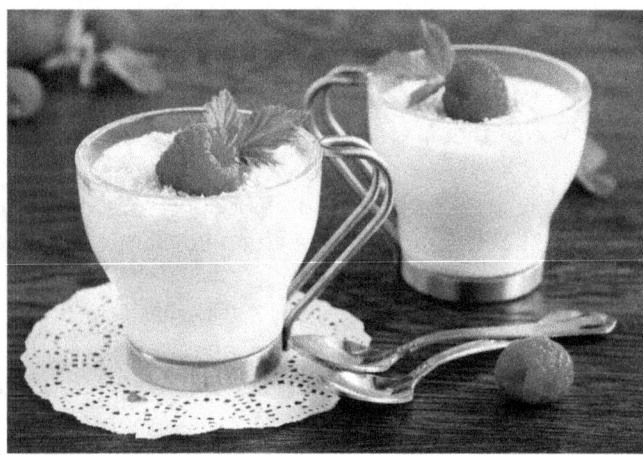

Zubereitungszeit: 15 Minuten | Garzeit: 2 Stunden (einschließlich Kühlung) | Portionsgröße: Für 4 Personen

Zutaten:

- 400 ml (ca. 400 Gramm) Kokosnussvollfettmilch
- 4,8 g (2 Teelöffel) Agar-Agar-Pulver (pflanzlicher Gelatineersatz)
- 60 ml (1/4 Tasse) Ahornsirup
- 5 ml (1 Teelöffel) reiner Vanilleextrakt
- Eine Prise Salz
- Frische Beeren zum Garnieren

Zubereitung:

1. Gießen Sie die Kokosmilch in einen Topf und streuen Sie das Agar-Agar-Pulver darüber. Lassen Sie es 5 Minuten stehen, damit das Agar-Agar weich wird.

2. Nach 5 Minuten den Ahornsirup, den Vanilleextrakt und eine Prise Salz in den Topf geben.

3. Erhitzen Sie die Mischung bei mittlerer Hitze, bis sie zu köcheln beginnt. Die Hitze auf niedrige Stufe reduzieren und die Mischung unter häufigem Umrühren 5 Minuten köcheln lassen.

4. Nachdem die Mischung gekocht hat, gießen Sie sie in vier einzelne Servierschalen.

5. Die Panna Cotta auf Zimmertemperatur abkühlen lassen, dann abdecken und für mindestens 2 Stunden in den Kühlschrank stellen, oder bis sie vollständig fest geworden ist.

6. Servieren Sie die Panna cotta mit frischen Beeren.

Nährwertangaben: Kalorien: 210 | Kohlenhydrate: 14g | Eiweiß: 1g | Fett: 17g | Ballaststoffe: 0g

73. GLUTENFREIER MANDELKUCHEN (V)

Zubereitungszeit: 15 Minuten | Garzeit: 35 Minuten | Portionsgröße: Für 8 Personen

Zutaten:

- 224 Gramm (2 Tassen) Mandelmehl
- 64 g (1/2 Tasse) glutenfreies Allzweckmehl
- 120 ml (1/2 Tasse) Honig oder Ahornsirup
- 3 große Eier
- 120 ml (1/2 Tasse) ungesüßte Mandelmilch
- 5 ml (1 Teelöffel) Backpulver
- 5 ml (1 Teelöffel) reiner Vanilleextrakt
- Eine Prise Salz
- Puderzucker zum Bestäuben (optional)

Zubereitung:

1. Heizen Sie den Ofen auf 175°C (350°F) vor. Fetten Sie eine 9-Zoll-Kuchenform ein und legen Sie sie mit Pergamentpapier aus.

2. In einer großen Schüssel das Mandelmehl, das glutenfreie Mehl und das Backpulver vermischen. Gut vermischen.

3. In einer anderen Schüssel die Eier, den Honig oder Ahornsirup, die Mandelmilch, den Vanilleextrakt und eine Prise Salz miteinander verquirlen.

4. Fügen Sie nach und nach die feuchten Zutaten zu den trockenen hinzu und rühren Sie, bis alles gut vermischt ist.

5. Den Teig in die vorbereitete Kuchenform gießen und mit einem Spatel glattstreichen.

6. 30-35 Minuten backen, oder bis einen Zahnstocher, der in die Mitte des Kuchens gesteckt wird, sauber herauskommt.

7. Lassen Sie den Kuchen 10 Minuten lang in der Form abkühlen, und stürzen Sie ihn dann auf einen Gitterrost, um ihn vollständig abzukühlen.
8. Falls gewünscht, den abgekühlten Kuchen vor dem Servieren mit Puderzucker bestäuben.

Nährwertangaben: Kalorien: 275 | Kohlenhydrate: 25g | Eiweiß: 8g | Fett: 18g | Ballaststoffe: 4g

74. KOKOSNUSS-MILCHREIS (VG)

Zubereitungszeit: 5 Minuten | Kochzeit: 40 Minuten | Portionen: 4

Zutaten:

- 190 Gramm (1 Tasse) Kurzkornreis
- 480 ml (2 Tassen) ungesüßte Kokosnussmilch
- 480 ml (2 Tassen) Wasser
- 60 ml (1/4 Tasse) Ahornsirup
- 5 ml (1 Teelöffel) Vanilleextrakt
- Eine Prise Salz
- 20 Gramm (1/4 Tasse) geschredderte, ungesüßte Kokosnuss

Zubereitung:

1. Spülen Sie den Reis unter kaltem Wasser ab, bis das Wasser klar ist.
2. In einem mittelgroßen Topf den Reis, die Kokosmilch, das Wasser, den Ahornsirup, den Vanilleextrakt und eine Prise Salz vermischen. Bringen Sie die Mischung bei mittlerer Hitze zum Kochen.
3. Die Hitze auf niedrige Stufe reduzieren, den Topf abdecken und die Mischung köcheln lassen. Unter gelegentlichem Umrühren etwa 30-40 Minuten köcheln lassen, bis der Reis weich ist und die Flüssigkeit weitgehend aufgesogen wurde.
4. In der Zwischenzeit den Kokosraspeln in einer trockenen Pfanne bei mittlerer Hitze rösten, bis sie goldbraun sind. Dabei häufig umrühren und darauf achten, dass sie nicht verbrennen.
5. Sobald der Reis gar ist, vom Herd nehmen und zugedeckt etwa 5 Minuten ruhen lassen.
6. Servieren Sie den Milchreis warm oder gekühlt und bestreuen Sie ihn mit der gerösteten Kokosnuss.

Nährwertangaben: Kalorien: 300 | Kohlenhydrate: 49g | Eiweiß: 5g | Fett: 10g | Ballaststoffe: 3g

Allergene Hinweise: Glutenfrei und milchfrei. Achten Sie darauf, ob Sie allergisch auf Kokosnuss reagieren.

SNACKS

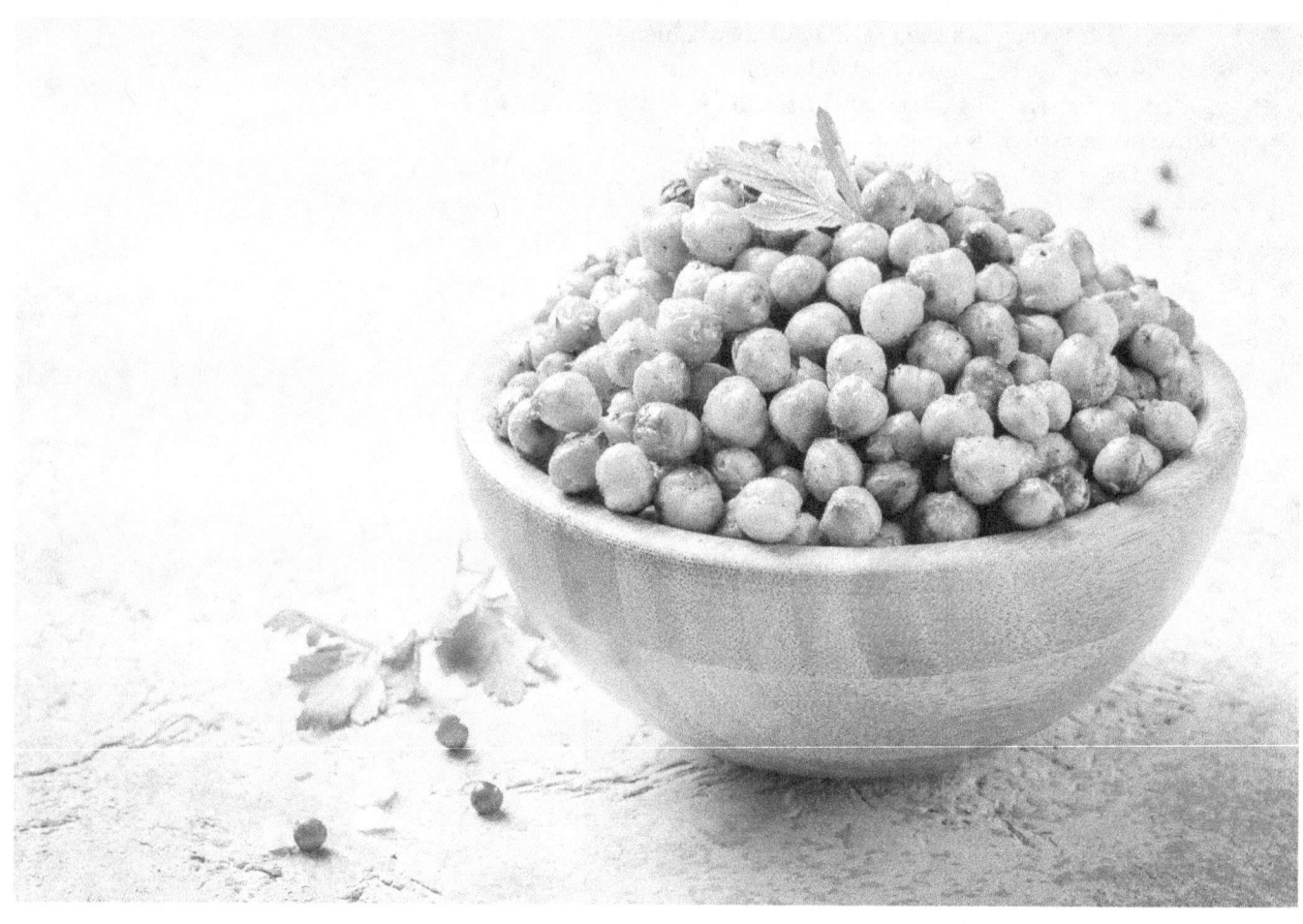

75. HUMMUS MIT KAROTTENSTÄBCHEN (VG)

Zubereitungszeit: 10 Minuten | Kochzeit: 0 Minuten | Portionsgröße: Für 4 Personen

Zutaten:

- 1 Dose (15 Unzen) Kichererbsen, abgetropft und abgespült
- 30 Gramm (2 Esslöffel) Tahini
- 30 g (2 Esslöffel) Olivenöl
- 15 ml (1 Esslöffel) Apfelessig
- 2,5 g (½ Teelöffel) Kreuzkümmel
- Salz zum Abschmecken
- 8 mittelgroße Möhren, geschält und in Stifte geschnitten

Zubereitung:

1. Kichererbsen, Tahini, Olivenöl, Apfelessig, Kreuzkümmel und Salz in einer Küchenmaschine vermischen.
2. So lange verarbeiten, bis eine glatte Masse entsteht, dabei nach Bedarf den Rand der Schüssel abkratzen. Wenn der Hummus zu dickflüssig ist, ein oder zwei Esslöffel Wasser hinzufügen und erneut verarbeiten.
3. Abschmecken und ggf. nachwürzen.
4. Den Hummus mit Karottenstiften servieren.

Nährwertangaben: Kalorien: 230 | Kohlenhydrate: 27g | Eiweiß: 6g | Fett: 12g | Ballaststoffe: 7g

76. GRIECHISCHER JOGHURT MIT HÖNIG UND NÜSSEN (V)

Zubereitungszeit: 5 Minuten | Zubereitungszeit: 0 Minuten | Portionsgröße: Für 2 Personen

Zutaten:

- 460 Gramm (2 Tassen) fettarmer griechischer Joghurt
- 30 Gramm (2 Esslöffel) Honig
- 30 g (1/4 Tasse) gemischte Nüsse (z. B. Walnüsse und Mandeln), zerkleinert
- Eine Prise Zimt (optional)

Zubereitung:

1. Verteilen Sie den griechischen Joghurt auf zwei Schüsseln.
2. Beträufeln Sie jede Portion mit einem Esslöffel Honig.
3. Mit den gehackten Nüssen belegen.

4. Eventuell mit einer Prise Zimt bestreuen.
5. Servieren und genießen!

Nährwertangaben: Kalorien: 230 | Kohlenhydrate: 20g | Eiweiß: 18g | Fett: 10g | Ballaststoffe: 1g

77. GEBACKENE GRÜNKOHLCHIPS (VG)

Zubereitungszeit: 10 Minuten | Garzeit: 15 Minuten | Portionsgröße: Für 2 Personen

Zutaten:

- 200 Gramm Grünkohl, Stiele entfernt, Blätter in mundgerechte Stücke gerissen
- 15 Milliliter (1 Esslöffel) Olivenöl
- Salz zum Abschmecken (nicht mehr als 1/4 Teelöffel)

Zubereitung:

1. Heizen Sie den Ofen auf 175 °C vor und legen Sie ein Backblech mit Pergamentpapier aus.
2. In einer großen Schüssel die Grünkohlblätter mit Olivenöl schwenken, so dass jedes Stück leicht bedeckt ist. Mit Salz bestreuen.
3. Die Grünkohlstücke auf dem vorbereiteten Backblech in einer einzigen Schicht anordnen, wobei darauf zu achten ist, dass sich die Stücke nicht überlappen.
4. 10 bis 15 Minuten backen, bis die Ränder des Grünkohls leicht gebräunt und knusprig sind.
5. Lassen Sie die Grünkohlchips vor dem Servieren ein paar Minuten abkühlen.
6. Genießen Sie diesen gesunden, knusprigen und leckeren Snack!

Nährwertangaben: Kalorien: 100 | Kohlenhydrate: 10g | Eiweiß: 4g | Fett: 7g | Ballaststoffe: 2g

78. SUSHI-ROLLEN MIT GURKE UND AVOCADO (VG)

Zubereitungszeit: 30 Minuten | Zubereitungszeit: 20 Minuten | Portionsgröße: Für 2 Personen

Zutaten:

- 200 Gramm (etwa 1 Tasse) Sushi-Reis
- 360 Milliliter (1 1/2 Tassen) Wasser
- 1 Salatgurke
- 1 reife Avocado
- 4 Blätter Nori (Seetang)
- 30 Milliliter (2 Esslöffel) Reisessig
- Salz zum Abschmecken (nicht mehr als 1/4 Teelöffel)

Zubereitung:

1. Spülen Sie den Sushi-Reis unter kaltem Wasser ab, bis das Wasser klar ist.
2. Reis und Wasser in einem mittelgroßen Kochtopf vermengen. Die Mischung zum Kochen bringen, dann die Hitze auf niedrige Stufe reduzieren und zugedeckt etwa 20 Minuten köcheln lassen, bis der Reis weich ist und das Wasser aufgesogen wurde.
3. Den gekochten Reis in eine große Schüssel geben und abkühlen lassen. Nach dem Abkühlen den Reisessig und das Salz einrühren.
4. Schneiden Sie die Gurke und die Avocado in dünne Scheiben.
5. Legen Sie ein Nori-Blatt auf eine Sushi-Matte aus Bambus. Eine dünne Schicht Sushi-Reis gleichmäßig auf dem Nori verteilen, so dass oben etwa 2,5 Zentimeter Nori ohne Reis übrigbleiben.
6. Legen Sie einige Gurken- und Avocadoscheiben in einer Reihe auf das mit Reis bedeckte Nori.
7. Rollen Sie das Sushi mit Hilfe der Bambusmatte vorsichtig zu einer festen Rolle.
8. Schneiden Sie die Sushi-Rolle mit einem scharfen Messer in mundgerechte Stücke. Wiederholen Sie die Schritte 5 bis 8 mit den restlichen Zutaten.
9. Servieren Sie die Sushi-Rollen nach Belieben mit Sojasauce (oder Tamari). Guten Appetit!

Nährwertangaben: Kalorien: 300 | Kohlenhydrate: 55g | Eiweiß: 7g | Fett: 7g | Ballaststoffe: 6g

---

79. WRAPS MIT TRUTHAHN UND AVOCADO

Zubereitungszeit: 10 Minuten | Kochzeit: 0 Minuten | Portionsgröße: Für 2 Personen

Zutaten:

- 4 Vollkorntortillas
- 200 Gramm (etwa 7 Unzen) dünn geschnittene Putenbrust
- 1 reife Avocado
- 1 Tasse frischer Spinat
- Salz nach Geschmack (nicht mehr als 1/4 Teelöffel)

Zubereitung:

1. Schneiden Sie die Avocado in dünne Scheiben.
2. Legen Sie die Tortillas auf einer flachen Oberfläche aus.
3. Die Truthahnscheiben gleichmäßig auf jeder Tortilla anordnen.
4. Die Avocadoscheiben auf dem Putenfleisch anbringen.
5. Eine Handvoll Spinatblätter auf jede Tortilla geben.
6. Leicht mit Salz würzen.
7. Die Tortilla vorsichtig aufrollen und dabei die Ränder festdrücken.
8. Schneiden Sie die Wraps diagonal in der Mitte durch und servieren Sie sie. Guten Appetit!

Nährwertangaben: Kalorien: 310 | Kohlenhydrate: 27g | Eiweiß: 20g | Fett: 14g | Ballaststoffe: 7g

---

80. FRISCHER FRUCHT-SMOOTHIE (VG)

Zubereitungszeit: 5 Minuten | Kochzeit: 0 Minuten | Portionen: 2

Zutaten:

- 240 ml Mandelmilch
- 1 reife Banane
- 240 g Erdbeeren
- 240 g Heidelbeeren
- 12 g Chiasamen
- 15 g Honig (optional, für zusätzliche Süße)

Zubereitung:

1. Geben Sie Mandelmilch, Banane, Erdbeeren, Blaubeeren, Chiasamen (12 g) und Honig (falls verwendet, 15 g) in einen Mixer.
2. Auf höchster Stufe mixen, bis alles gut vermischt und die Konsistenz glatt ist.
3. In zwei Gläser gießen und sofort servieren. Guten Appetit!

Nährwertangaben: Kalorien: 185 | Kohlenhydrate: 37g | Eiweiß: 4g | Fett: 4g | Ballaststoffe: 9g

81. MANDELBUTTER AUF VOLLKORNTOAST (V)

Zubereitungszeit: 5 Minuten | Zubereitungszeit: 2 Minuten | Portionen: 1

Zutaten:

- 2 Scheiben Vollkornbrot
- 30 g Mandelbutter
- 15 g Honig (optional, für zusätzliche Süße)
- Eine kleine Handvoll gehobelter Mandeln zum Garnieren (optional)

Zubereitung:

1. Toasten Sie das Vollkornbrot im Toaster oder unter dem Backofen, bis es nach Belieben leicht gebräunt ist.
2. Verteilen Sie die Mandelbutter (30 g) gleichmäßig auf dem getoasteten Brot.
3. Beträufeln Sie die Mandelbutter mit Honig (falls verwendet, 15 g), wenn Sie etwas Süße wünschen.
4. Mit gehobelten Mandeln garnieren, falls gewünscht.
5. Sofort servieren und genießen!

Nährwertangaben: Kalorien: 350 | Kohlenhydrate: 36g | Eiweiß: 12g | Fett: 19g | Ballaststoffe: 6g

82. GEGRILLTE HÄHNCHENSPIESSE

Zubereitungszeit: 10 Minuten + Marinierzeit | Kochzeit: 15 Minuten | Portionen: 2

Zutaten:

- 2 Hähnchenbrüste ohne Knochen und ohne Haut (ca. 300 g), in 2,5 cm große Würfel geschnitten
- 15 ml Olivenöl
- 30 ml natriumarme Sojasauce (oder Tamari für die glutenfreie Variante und wenn es sich bei Ihnen um ein auslösendes Lebensmittel handelt)
- 15 g Honig
- 5 g getrocknetes Basilikum
- 5 g getrockneter Thymian
- Salz, zum Abschmecken
- Bambusspieße, die vor der Verwendung 30 Minuten in Wasser eingeweicht werden

Zubereitung:

1. In einer Schüssel Olivenöl, Sojasauce (oder Tamari), Honig, getrocknetes Basilikum, Thymian und Salz vermischen. Die Hähnchenwürfel hinzugeben und sicherstellen, dass sie gut bedeckt

sind. Abdecken und mindestens 1 Stunde im Kühlschrank marinieren lassen.
2. Heizen Sie den Grill oder die Grillpfanne auf mittlere Hitze vor.
3. Stecken Sie die marinierten Hähnchenwürfel auf die eingeweichten Bambusspieße.
4. Grillen Sie die Spieße 12-15 Minuten lang, wobei Sie sie gelegentlich wenden, bis das Hähnchen durchgebraten ist und eine schöne Bräune hat.
5. Servieren Sie die gegrillten Hähnchenspieße sofort. Sie können mit Reis oder Salat zu einer kompletten Mahlzeit serviert werden.

Nährwertangaben: Kalorien: 275 | Kohlenhydrate: 10g | Eiweiß: 40g | Fett: 7g | Ballaststoffe: 0g

83. GEDÄMPFTE EDAMAME (VG)

Zubereitungszeit: 2 Minuten | Kochzeit: 5 Minuten | Portionen: 2

Zutaten:

- 480 Gramm gefrorene Edamame
- Salz, zum Abschmecken

Zubereitung:

1. Bringen Sie einen Topf mit Wasser bei starker Hitze zum Kochen.
2. Die gefrorenen Edamame hinzugeben und etwa 5 Minuten kochen, bis die Edamame durcherhitzt und hellgrün sind.
3. Die Edamame abtropfen lassen und mit Salz abschmecken.
4. Warm servieren. Denken Sie daran, die Schoten nach dem Verzehr wegzuwerfen, da sie nicht essbar sind.

Nährwertangaben: Kalorien: 189 | Kohlenhydrate: 15g | Eiweiß: 17g | Fett: 8g | Ballaststoffe: 8g

84. FETTARMER HÜTTENKÄSE MIT FRISCHEN BEEREN (V)

Zubereitungszeit: 5 Minuten | Zubereitungszeit: 0 Minuten | Portionen: 1

Zutaten:

- 240 g fettarmer Hüttenkäse
- 120 g gemischte frische Beeren (z. B. Erdbeeren, Heidelbeeren und Himbeeren)

Zubereitung:

1. Geben Sie den fettarmen Hüttenkäse in eine Schüssel.
2. Mit den frischen gemischten Beeren garnieren.

3. Sofort servieren und als gesunden Snack oder ein leichtes Frühstück genießen.

Nährwertangaben: Kalorien: 200 | Kohlenhydrate: 20g | Eiweiß: 28g | Fett: 2g | Ballaststoffe: 3g

85. GEFÜLLTE PAPRIKASCHOTEN MIT QUINOA UND GEMÜSE (V)

Zubereitungszeit: 15 Minuten | Kochzeit: 25 Minuten | Portionen: 2

Zutaten:

- 2 Paprikaschoten, von den Köpfen befreit und entkernt (rote Paprikaschoten werden in der Regel am besten von Menschen mit saurem Reflux vertragen)
- 180 g gekochte Quinoa
- 75 g gewürfelte Zucchini
- 75 g gewürfelte Süßkartoffel
- 120 ml natriumarme Gemüsebrühe
- 30 g fein gehackter frischer Spinat
- 75 g gewürfelte Gurke
- 15 ml Olivenöl
- Eine Prise Meersalz

Zubereitung:

1. Den Backofen auf 175°C (350°F) vorheizen.
2. In einer Pfanne das Olivenöl bei mittlerer Hitze erhitzen. Die Zucchini, die Süßkartoffel, den Spinat und die Gurke hinzufügen. Etwa 5-7 Minuten kochen, bis das Gemüse leicht weich ist.
3. Die gekochte Quinoa in die Pfanne geben, dann die Gemüsebrühe hinzufügen. Alles zusammen umrühren und weitere 2-3 Minuten kochen lassen.
4. Die Paprikaschoten mit der Quinoa-Gemüse-Mischung füllen.
5. Die gefüllten Paprikaschoten auf ein Backblech legen und im vorgeheizten Ofen etwa 15-20 Minuten backen, bis die Paprikaschoten weich sind.
6. Vor dem Servieren ein wenig abkühlen lassen.

Nährwertangaben: Kalorien: 255 | Kohlenhydrate: 36g | Eiweiß: 9g | Fett: 8g | Ballaststoffe: 7g

86. GEBACKENE SÜßKARTOFFEL-POMMES (VG)

Vorbereitungszeit: 10 Minuten | Kochzeit: 30 Minuten | Portionen: 2

Zutaten:

- 2 mittelgroße Süßkartoffeln
- 30 ml Olivenöl
- Eine Prise Meersalz
- Eine Prise gemahlene Kurkuma (optional, für Farbe und zusätzliche gesundheitliche Vorteile)

Zubereitung:

1. Den Backofen auf 220°C (425°F) vorheizen.
2. Schälen Sie die Süßkartoffeln und schneiden Sie sie in frittierte Stücke (etwa 6 mm dick).
3. Die Süßkartoffelpommes in einer Schüssel mit dem Olivenöl, dem Meersalz und die gemahlene Kurkuma (falls verwendet) mischen.
4. Die Pommes frites in einer einzigen Schicht auf einem Backblech ausbreiten.
5. 15 Minuten backen, dann die Pommes frites wenden, damit sie von allen Seiten garen können. Weitere 10-15 Minuten backen, bis sie gut durchgebraten und knusprig sind. Beobachten Sie sie genau, damit sie nicht verbrennen.
6. Lassen Sie sie vor dem Servieren einige Minuten abkühlen.

Nährwertangaben: Kalorien: 235 | Kohlenhydrate: 27g | Eiweiß: 2g | Fett: 14g | Ballaststoffe: 4g

Für diejenigen, die Süßkartoffeln nicht vertragen, kann ein ähnliches Rezept mit Pastinaken oder Karotten zubereitet werden.

87. Im Ofen gebratene Kichererbsen (VG)

Vorbereitungszeit: 10 Minuten | Kochzeit: 35 Minuten | Portionen: 2

Zutaten:

- 1 Dose (400 g) Kichererbsen, abgespült, abgetropft und getrocknet
- 15 ml Olivenöl
- Eine Prise Meersalz
- Eine Prise gemahlene Kurkuma (optional, für die Farbe und zusätzliche gesundheitliche Vorteile)

Zubereitung:

1. Den Backofen auf 220°C (425°F) vorheizen.
2. Die Kichererbsen abspülen und abtropfen lassen, dann mit einem sauberen Küchentuch gründlich abtrocknen.
3. Die Kichererbsen in einer Schüssel mit Olivenöl, Meersalz und ggf. gemahlenem Kurkuma mischen.
4. Die Kichererbsen in einer einzigen Schicht auf einem Backblech ausbreiten.
5. Im Ofen 30-35 Minuten rösten, bis die Kichererbsen knusprig sind. Die Pfanne alle 10 Minuten umrühren oder schütteln, um ein Anbrennen zu verhindern und eine gleichmäßige Röstung zu gewährleisten.
6. Aus dem Ofen nehmen und vor dem Servieren abkühlen lassen.

Nährwertangaben: Kalorien: 221 | Kohlenhydrate: 28 g | Eiweiß: 10 g | Fett: 9 g | Ballaststoffe: 8 g

Wenn Sie Kichererbsen nicht vertragen, können Sie sie durch Linsen oder Erbsen ersetzen. Beachten Sie jedoch, dass die Kochzeit variieren kann.

88. Geräucherter Lachs und Frischkäse-Roll-Ups

Zubereitungszeit: 10 Minuten | Kochzeit: 0 Minuten | Portionen: 2

Zutaten:

- 4 Scheiben Räucherlachs
- 30 g Frischkäse (verwenden Sie milchfreien Frischkäse für eine vegane Variante)
- Eine Handvoll frischer Dill, fein gehackt
- 4 kleine Vollkorntortillas (glutenfreie Tortillas für eine glutenfreie Variante)

Zubereitung:

1. Jede Tortilla mit 15 Gramm Frischkäse bestreichen.
2. Legen Sie eine Scheibe Räucherlachs auf den Frischkäse.
3. Streuen Sie etwas gehackten Dill über den Räucherlachs.
4. Die Tortilla fest aufrollen und in 2,5 cm große Stücke schneiden.
5. Den Vorgang mit den restlichen Tortillas, Frischkäse, Räucherlachs und Dill wiederholen.
6. Sofort servieren oder bis zum Servieren im Kühlschrank aufbewahren.

Nährwertangaben: Kalorien: 230 | Kohlenhydrate: 24g | Eiweiß: 15g | Fett: 8g | Ballaststoffe: 4g

Wer keine Milchprodukte verträgt, kann einen milchfreien Frischkäseersatz verwenden. Für Menschen mit einer Glutenunverträglichkeit können Sie glutenfreie Tortillas verwenden.

Zubereitungszeit: 10 Minuten | Kochzeit: 0 Minuten | Portionen: 4

Zutaten:

- 1 große Salatgurke
- 120 Gramm Hummus
- Frischer Dill oder Petersilie zum Garnieren

Zubereitung:

1. Schneiden Sie die Gurke in 16 dicke Scheiben.
2. Die Gurkenscheiben auf einem Servierteller anrichten.
3. Auf jede Gurkenscheibe etwa 15 g Hummus geben.
4. Jede mit Hummus belegte Gurkenscheibe mit frischem Dill oder Petersilie garnieren.
5. Sofort servieren und pro Portion vier Gurken- und Hummushappen anbieten.

Nährwertangaben: Kalorien: 60 | Kohlenhydrate: 7g | Eiweiß: 2g | Fett: 2,5g | Ballaststoffe: 2g

Diese Gurken-Hummus-Häppchen sind erfrischend und leicht. Gurken sind dafür bekannt, dass sie den Magen beruhigen und Säure ausgleichen, was sie zu einer guten Wahl für Menschen macht, die unter saurem Reflux leiden. Hummus ist außerdem eine gute Quelle für Proteine und Ballaststoffe. Genießen Sie diesen einfach zuzubereitenden, schmackhaften und säurerefluxfreundliche Snack jederzeit, wenn Sie einen schnellen und gesunden Muntermacher brauchen.

GETRÄNKE

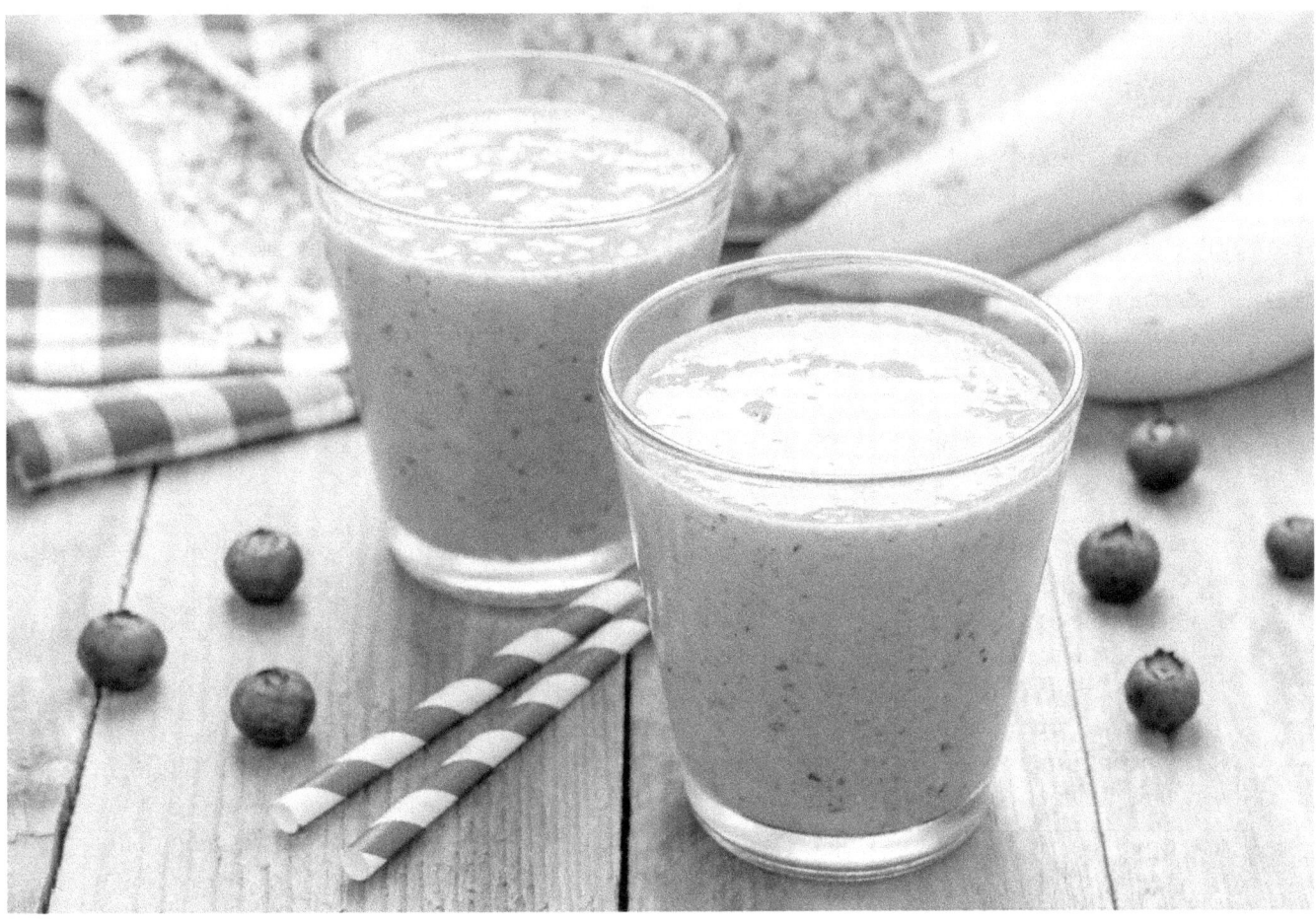

90. WASSER MIT INGWER (VG)

Zubereitungszeit: 5 Minuten | Ziehzeit: 1 Stunde | Portionen: 2

Zutaten:

- 950 ml Wasser
- 2,5 cm Stück frische Ingwerwurzel

Zubereitung:

1. Schälen Sie die Ingwerwurzel und schneiden Sie sie in dünne Scheiben.
2. Das Wasser und die Ingwerscheiben in einem großen Krug vermengen.
3. Lassen Sie das Ganze 1 Stunde lang bei Zimmertemperatur ziehen. Wenn Sie einen stärkeren Geschmack bevorzugen, können Sie das Wasser auch länger oder sogar über Nacht im Kühlschrank ziehen lassen.
4. Gießen Sie das Wasser in Gläser und lassen Sie die Ingwerscheiben in der Kanne. Wenn Sie es lieber kühl mögen, können Sie Eis hinzufügen.
5. Sofort servieren und genießen!

Nährwertangaben: Kalorien: 0 | Kohlenhydrate: 0g | Eiweiß: 0g | Fett: 0g | Ballaststoffe: 0g

91. CREMIGER AVOCADO- UND SPINAT-SMOOTHIE (VG)

Zubereitungszeit: 5 Minuten | Zubereitungszeit: 0 Minuten | Portionen: 2

Zutaten:

- 1 reife Avocado
- 40 g frischer Spinat
- 480 ml ungesüßte Mandelmilch
- 30 g Chiasamen
- 30 ml reiner Ahornsirup

Zubereitung:

1. Die Avocado halbieren, den Kern entfernen und das Fruchtfleisch aushöhlen.
2. Geben Sie die Avocado, den Spinat, die Mandelmilch, die Chiasamen und den Ahornsirup in einen Mixer.
3. Pürieren, bis der Smoothie cremig und glatt ist. Fügen Sie mehr Mandelmilch hinzu, wenn Sie eine dünnere Konsistenz bevorzugen.
4. Gießen Sie den Smoothie in zwei Gläser und servieren Sie ihn sofort.

Nährwertangaben: Kalorien: 240 | Eiweiß: 6g | Kohlenhydrate: 20g | Ballaststoffe: 10g | Fett: 15g

Hinweis: Dieser Smoothie ist frei von Lebensmitteln, die Sodbrennen auslösen. Wer eine Nussallergie hat, kann die Mandelmilch durch Hafermilch oder eine andere milchfreie Milch seiner Wahl ersetzen. Auch die Chiasamen können weggelassen oder durch Leinsamen ersetzt werden, falls gewünscht.

92. SMOOTHIE AUS BANANE UND MANDELMILCH (VG)

Zubereitungszeit: 5 Minuten | Zubereitungszeit: 0 Minuten | Portionen: 2

Zutaten:

- 2 reife Bananen
- 480 ml ungesüßte Mandelmilch
- 15 ml Leinsamen
- 15 ml Honig oder ein paar Tropfen Stevia zum Süßen

Zubereitung:

1. Bananen, Mandelmilch, Leinsamen und Honig oder Stevia in einen Mixer geben.
2. Mixen, bis die Masse glatt und cremig ist.
3. In Gläser füllen und sofort servieren.

Nährwertangaben: Kalorien: 230 | Kohlenhydrate: 43 g | Eiweiß: 5 g | Fett: 6 g | Ballaststoffe: 6 g

Dieses Rezept ist frei von häufigen Auslösern für sauren Reflux. Wenn Sie auf eine dieser Zutaten empfindlich reagieren, sollten Sie sie durch etwas ersetzen, das Ihre Symptome nicht auslöst. Sie können zum Beispiel Bananen durch Avocados ersetzen, um einen anderen Geschmack und zusätzliche Cremigkeit zu erhalten.

93. GOLDENER KURKUMA-LATTE (V)

Zubereitungszeit: 5 Minuten | Kochzeit: 10 Minuten | Portionen: 2

Zutaten:

- 480 ml Mandelmilch, ungesüßt
- 5 g gemahlener Kurkuma
- 15 g Honig oder Ahornsirup
- 5 g Vanilleextrakt
- Eine Prise gemahlener Zimt
- Eine Messerspitze gemahlener Ingwer

Zubereitung:

1. Gießen Sie die Mandelmilch in einen Topf und erhitzen Sie sie bei mittlerer Hitze, bis sie heiß ist, aber nicht kocht.
2. Kurkuma, Süßstoff nach Wahl, Vanilleextrakt, gemahlenen Zimt und gemahlenen Ingwer in den Topf geben.
3. Alle Zutaten mit dem Schneebesen verrühren, bis sie gut vermischt sind.
4. Die Mischung etwa 10 Minuten lang weiter erhitzen und dabei darauf achten, dass sie nicht kocht.
5. Sobald die Latte heiß ist und sich die Aromen gut vermischt haben, in zwei Becher füllen.
6. Nach Belieben noch etwas Zimt zum Garnieren darüber streuen und sofort servieren.

Nährwertangaben: Kalorien: 80 | Kohlenhydrate: 13g | Eiweiß: 1g | Fett: 3g | Ballaststoffe: 1g

Dieses Rezept ist frei von häufigen Auslösern für sauren Reflux. Wenn Sie auf eine dieser Zutaten empfindlich reagieren, sollten Sie sie durch etwas ersetzen, das Ihre Symptome nicht auslöst. Sie können zum Beispiel Mandelmilch durch Reismilch ersetzen, wenn Sie empfindlich auf Nüsse reagieren.

94. TEE MIT KAMILLE UND HÖNIG (V)

Zubereitungszeit: 2 Minuten | Zubereitungszeit: 5 Minuten | Portionen: 1

Zutaten:

- 1 Kamillenteebeutel
- 240 ml kochendes Wasser
- 5 g Honig

Zubereitung:

1. Übergießen Sie den Kamillenteebeutel in einer Tasse mit kochendem Wasser.
2. Etwa 5 Minuten ziehen lassen.
3. Nehmen Sie den Teebeutel heraus und fügen Sie den Honig nach Geschmack hinzu. Umrühren, bis der Honig vollständig aufgelöst ist.
4. Warm schlürfen.

Nährwertangaben: Kalorien: 20 | Kohlenhydrate: 5g | Eiweiß: 0g | Fett: 0g | Ballaststoffe: 0g

Dieses Rezept ist frei von häufigen Auslösern für sauren Reflux. Wenn Sie auf eine dieser Zutaten empfindlich reagieren, sollten Sie sie durch etwas ersetzen, das Ihre Symptome nicht auslöst. Wenn Sie z. B. empfindlich auf Honig reagieren, können Sie stattdessen einen Fruchtsirup ohne Zitrusfrüchte oder einen refluxfreundlichen Süßstoff wie Ahornsirup verwenden.

95. CREMIGER BEEREN-SMOOTHIE (VG)

Zubereitungszeit: 5 Minuten | Zubereitungszeit: 0 Minuten | Portionen: 2

Zutaten:

- 240 g gemischte Beeren (Himbeeren, Brombeeren, Heidelbeeren)
- 1 reife Banane
- 240 ml ungesüßte Mandelmilch
- 15 g Chiasamen
- 10 ml Ahornsirup

Zubereitung:

1. Geben Sie alle Zutaten in einen Mixer.
2. Auf höchster Stufe pürieren, bis die Masse glatt und cremig ist.
3. In Gläser gießen und sofort servieren.

Nährwertangaben: Kalorien: 175 | Eiweiß: 4g | Kohlenhydrate: 35g | Ballaststoffe: 9g | Fett: 4g |

Hinweis: Wenn Sie eine Nussallergie haben, können Sie die Mandelmilch durch Hafer- oder Reismilch ersetzen. Die Chiasamen können bei Bedarf weggelassen werden. Für Diabetiker kann der Ahornsirup bei Bedarf durch ein zuckerfreies Süßungsmittel ersetzt werden.

96. KOKOSNUSSWASSER UND BEEREN-SMOOTHIE (VG)

Zubereitungszeit: 10 Minuten | Keine Kochzeit | Portionsgröße: Für 2 Personen

Zutaten:

- 240 g gemischte Beeren (Himbeeren, Heidelbeeren, Erdbeeren), frisch oder gefroren
- 1 Banane, geschält und zerkleinert
- 360 ml ungesüßtes Kokosnusswasser
- 15 g Chiasamen (wahlweise)
- Eiswürfel (nach Belieben)

Zubereitung:

1. Geben Sie die gemischten Beeren, die Banane und das Kokoswasser in einen Mixer.
2. Mixen, bis alles glatt ist. Falls gewünscht, Chiasamen für zusätzliche Ballaststoffe hinzufügen und erneut mixen, bis alles gut vermischt ist.
3. Gießen Sie den Smoothie über Eis (falls verwendet) und servieren Sie ihn sofort.

Nährwertangaben: Kalorien: 140 | Kohlenhydrate: 35g | Eiweiß: 3g | Fett: 1g | Ballaststoffe: 7g

Dieses Rezept ist frei von häufigen Auslösern für Säurereflux. Wenn Sie jedoch empfindlich auf eine der verwendeten Zutaten reagieren, können Sie diese durch etwas ersetzen, das Ihren Ernährungsbedürfnissen entspricht. Wenn Sie z. B. gemischte Beeren nicht gut vertragen, können Sie diese durch säurearme Früchte wie Birne oder Melone ersetzen.

97. APFEL- UND KAROTTENSAFT (VG)

Zubereitungszeit: 15 Minuten | Keine Kochzeit | Portionsgröße: Für 2 Personen

Zutaten:

- 2 große Äpfel, entkernt und gewürfelt
- 4 mittelgroße Möhren, geschält und gewürfelt
- 240 ml Wasser
- Eiswürfel (optional)

Zubereitung:

1. Geben Sie die Äpfel, Karotten und das Wasser in einen Mixer.
2. So lange mixen, bis der Saft glatt und gut vermischt ist.
3. Falls gewünscht, den Saft durch ein feinmaschiges Sieb streichen, um das Fruchtfleisch zu entfernen.
4. Gießen Sie den Saft über Eis (falls verwendet) und servieren Sie ihn sofort.

Nährwertangaben: Kalorien: 115 | Kohlenhydrate: 30g | Eiweiß: 1g | Fett: 0,3g | Ballaststoffe: 7g

Dieses Rezept ist frei von häufigen Auslösern für Säurereflux. Wenn Sie jedoch empfindlich auf eine der verwendeten Zutaten reagieren, können Sie diese durch etwas ersetzen, das Ihren Ernährungsbedürfnissen entspricht. Wenn Sie z. B. Äpfel nicht gut vertragen, können Sie sie durch säurearme Früchte wie Birne oder Melone ersetzen.

98. FENCHELSAMEN-TEE (VG)

Zubereitungszeit: 5 Minuten | Garzeit: 10 Minuten | Portionsgröße: Für 1 Person

Zutaten:

- 1 Teelöffel Fenchelsamen
- 240 ml Wasser
- Optional: 1 Teelöffel Honig oder Ahornsirup zum Süßen

Zubereitung:

1. Das Wasser in einem Topf zum Kochen bringen.
2. Die Fenchelsamen in das kochende Wasser geben.
3. Etwa 10 Minuten köcheln lassen.
4. Den Tee in eine Tasse abseihen.
5. Wenn Sie einen süßeren Geschmack bevorzugen, fügen Sie Honig oder Ahornsirup hinzu. Vor dem Servieren gut umrühren.

Nährwertangaben: Kalorien: 7 | Kohlenhydrate: 1g | Eiweiß: 0g | Fett: 0,5g | Ballaststoffe: 0,7g

Fenchelsamen-Tee ist im Allgemeinen unbedenklich und wird von den meisten Menschen gut vertragen, auch von solchen mit saurem Reflux. Wenn Sie jedoch eine Allergie oder Unverträglichkeit gegen Fenchelsamen haben, sollten Sie dieses Rezept vermeiden. Sie können Kräutertees wie Kamille oder Ingwertee probieren, die ebenfalls gut zur Linderung von Magenverstimmungen geeignet sind.

99. WARMES GETRÄNK MIT MANDELMILCH UND HONIG (V)

Zubereitungszeit: 2 Minuten | Kochzeit: 5 Minuten | Portionsgröße: Für 1 Person

Zutaten:

- 240 ml ungesüßte Mandelmilch
- 1 Teelöffel Honig

Zubereitung:

1. Erhitzen Sie die Mandelmilch in einem kleinen Topf bei mittlerer Hitze, bis sie zu dampfen beginnt.
2. Gießen Sie die warme Mandelmilch in einen Becher und rühren Sie den Honig ein, bis er sich vollständig aufgelöst hat.
3. Warm servieren und sofort genießen.

Nährwertangaben: Kalorien: 80 | Kohlenhydrate: 10g | Eiweiß: 2g | Fett: 3g | Ballaststoffe: 1g

28-TAGE-ESSENSPLAN

TAG 1

Frühstück: Vollkorntoast mit Avocado und ei (V)
Snack/Dessert: Blaubeer-chia-samen-pudding (VG)
Mittagessen: Gebackener Lachs mit braunem reis und gedünstetem Spargel
Snack/Dessert: Mandel-dattel-energiekugeln (VG)
Abendessen: Gemüse-quinoa-rührbraten (VG)

TAG 2

Frühstück: Vollkorntoast mit Avocado und ei (V)
Snack/Dessert: Gegrillte Pfirsiche mit griechischem Joghurt (V)
Mittagessen: Gesundes Sandwich mit Truthahn und Avocado
Snack/Dessert: Gebackene Äpfel mit Haferflocken gefüllt (V)
Abendessen: Gefüllte Süßkartoffeln (VG)

TAG 3

Frühstück: Smoothie aus Banane und Mandelbutter (VG)
Snack/Dessert: Hummus mit Karottenstäbchen (VG)
Mittagessen: Gegrilltes Hähnchen und quinoa-salat
Snack/Dessert: Kokosnuss-Milchreis (VG)
Abendessen: Gebratene Jakobsmuscheln mit Spinat und Süßkartoffeln

TAG 4

Frühstück: Frühstückswrap mit Eiweiß, Spinat und Feta
Snack/Dessert: Gebackene Birnen mit Honig und Zimt (V)
Mittagessen: Thunfisch-gurken-Wrap
Snack/Dessert: Mandelbutterkekse (V)
Abendessen: Gebackene Aubergine mit Parmesan (V)

TAG 5

Frühstück: Frühstücks-Burrito mit gegrilltem Huhn
Snack/Dessert: Haferflocken-rosinen-kekse (V)
Mittagessen: Gebackenes kräuterhähnchen mit gedünstetem Gemüse
Snack/Dessert: Kokosnussmilch-Panna-cotta (V)
Abendessen: Risotto mit Pilzen und Spinat (V)

TAG 6

Frühstück: Griechischer Joghurt mit frischen Beeren und Honig (V)
Snack/Dessert: Gebackene Haferflocken mit Apfel und Zimt (V)
Mittagessen: Gegrillte Garnelenspiesse nach Cajun-art
Snack/Dessert: Smoothie aus Banane und Mandelbutter (VG)
Abendessen: Buddha-schüssel mit gebratenem Gemüse und avocado-sauce (VG)

TAG 7

Frühstück: Brombeerwaffeln
Snack/Dessert: Glutenfreier Mandelkuchen (V)
Mittagessen: Hühner- und Gemüsespiesse
Snack/Dessert: Frischer Obstsalat mit Honig beträufelt (VG)
Abendessen: Linsen-gemüse-eintopf (VG)

TAG 8

Frühstück: Omelette mit Spinat, Champignons und Eiweiß
Snack/Dessert: Gesundes Bananenbrot (V)
Mittagessen: Vollkorn-truthahn-club-sandwich
Snack/Dessert: Griechischer Joghurt mit Honig und Nüssen (V)
Abendessen: Tacos aus schwarzen Bohnen und Süßkartoffeln (VG)

TAG 9

Frühstück: Proteinreicher quinoa-brei mit Mandelmilch und Blaubeeren (VG)
Snack/Dessert: Hausgemachtes erdbeersorbet (VG)
Mittagessen: Sushi-rollen mit braunem reis und Gemüse (VG)
Snack/Dessert: Im Ofen gebratene Kichererbsen (VG)
Abendessen: Gebackener Tilapia mit Dill

TAG 10

Frühstück: Truthahn-spinat-rührei
Snack/Dessert: Mandel-dattel-energiekugeln (VG)
Mittagessen: Gebratener Truthahn und Süßkartoffel Salat
Snack/Dessert: Gebackene Äpfel mit Haferflocken gefüllt (V)
Abendessen: Kichererbsen-gemüse-rührbraten (VG)

TAG 11

Frühstück: Gebackenes ei und Süßkartoffel Haschee
Snack/Dessert: Mandel-kokos-granola mit griechischem Joghurt (V)
Mittagessen: Gesunder Avocado- und eiersalat-Wrap (V)
Snack/Dessert: Kokosnuss-Milchreis (VG)
Abendessen: Gegrillte Thunfischsteaks mit Gurkensalat

TAG 12

Frühstück: Vollkornbagel mit Pute
Snack/Dessert: Blaubeer-chia-samen-pudding (VG)
Mittagessen: Sushi-rollen mit braunem reis und Gemüse (VG)
Snack/Dessert: Mandelbutterkekse (V)
Abendessen: Im Ofen gebratene Hühnerbrust mit Kräutern

TAG 13

Frühstück: Chiasamen Pudding mit geschnittenen Pfirsichen (VG)
Snack/Dessert: Gegrillte Pfirsiche mit griechischem Joghurt (V)
Mittagessen: Quinoa-salat mit geröstetem Gemüse und avocado-dressing (VG)
Snack/Dessert: Gebackene Birnen mit Honig und Zimt (V)
Abendessen: Gebackenes Hähnchen mit gedünstetem Rosenkohl und braunem reis

TAG 14

Frühstück: Buchweizenpfannkuchen mit frischem obstkompott (VG)
Snack/Dessert: Hummus mit Karottenstäbchen (VG)
Mittagessen: Gebackene Süßkartoffel mit Spinat und Feta (V)
Snack/Dessert: Glutenfreier Mandelkuchen (V)
Abendessen: Nudeln mit Garnelen und Zucchini (zoodles)

TAG 15

Frühstück: Haferflocken mit in Scheiben geschnittener Banane und Mandeln (V)
Snack/Dessert: Gebackene Haferflocken mit Apfel und Zimt (V)
Mittagessen: Thunfisch-gurken-Wrap
Snack/Dessert: Griechischer Joghurt mit frischen Beeren und Honig (V)
Abendessen: Risotto mit Pilzen und Spinat (V)

TAG 16

Frühstück: Vollkorntoast mit Avocado und ei (V)
Snack/Dessert: Mandelbutter auf Vollkorntoast (V)
Mittagessen: Griechischer joghurt-hühnersalat-sandwich
Snack/Dessert: Smoothie aus Banane und Mandelbutter (VG)
Abendessen: Gebratene Jakobsmuscheln mit Spinat und Süßkartoffeln

TAG 17

Frühstück: Brombeerwaffeln
Snack/Dessert: Gesundes Bananenbrot (V)
Mittagessen: Gebratener Truthahn mit gedünstetem Gemüse
Snack/Dessert: Gebackene Äpfel mit Haferflocken gefüllt (V)
Abendessen: Gebackener Kabeljau mit Mango-avocado-salsa

TAG 18

Frühstück: Smoothie aus Banane und Mandelbutter (VG)
Snack/Dessert: Mandel-dattel-energiekugeln (VG)
Mittagessen: Hühner- und Gemüsespiesse
Snack/Dessert: Gebackene Birnen mit Honig und Zimt (V)
Abendessen: Gefüllte Süßkartoffeln (VG)

TAG 19

Frühstück: Omelette mit Spinat, Champignons und Eiweiß
Snack/Dessert: Hummus mit Karottenstäbchen (VG)
Mittagessen: Gegrillte Garnelenspiesse nach Cajun-art
Snack/Dessert: Kokosnuss-Milchreis (VG)
Abendessen: Gegrilltes Hühnerfleisch mit ingwer-bok choy-pfanne

TAG 20

Frühstück: Griechischer Joghurt mit frischen Beeren und Honig (V)
Snack/Dessert: Blaubeer-chia-samen-pudding (VG)
Mittagessen: Gebackene Falafel mit Vollkornpita und Tzatziki (V)
Snack/Dessert: Gegrillte Pfirsiche mit griechischem Joghurt (V)
Abendessen: Garnelen in der Pfanne mit quinoa und Brokkoli

TAG 21

Frühstück: Proteinreicher quinoa-brei mit Mandelmilch und Blaubeeren (VG)
Snack/Dessert: Gebackene Grünkohlchips (VG)
Mittagessen: Gesundes gebackenes Hühnerfleisch mit Parmesan und vollkornnudeln
Snack/Dessert: Hausgemachtes erdbeersorbet (VG)
Abendessen: Putenfleisch, quinoa und gebratenes Gemüse

TAG 22

Frühstück: Truthahn-spinat-rührei
Snack/Dessert: Griechischer Joghurt mit Honig und Nüssen (V)
Mittagessen: Gegrilltes Hähnchen und quinoa-salat
Snack/Dessert: Gebackene Äpfel mit Haferflocken gefüllt (V)
Abendessen: Gebackener Tilapia mit Dill

TAG 23

Frühstück: Gebackenes ei und Süßkartoffel Haschee
Snack/Dessert: Mandel-kokos-granola mit griechischem Joghurt (V)
Mittagessen: Gebratener Truthahn und Süßkartoffel Salat
Snack/Dessert: Kokosnuss-Milchreis (VG)
Abendessen: Gebackene Aubergine mit Parmesan (V)

TAG 24

Frühstück: Chiasamen Pudding mit geschnittenen Pfirsichen (VG)
Snack/Dessert: Frischer frucht-Smoothie (VG)
Mittagessen: Thunfisch-gurken-Wrap
Snack/Dessert: Mandelbutterkekse (V)
Abendessen: Gebackener Kabeljau mit Mango-avocado-salsa

TAG 25

Frühstück: Frühstückswrap mit Eiweiß, Spinat und Feta
Snack/Dessert: Gesundes Bananenbrot (V)
Mittagessen: Gesundes Sandwich mit Truthahn und Avocado
Snack/Dessert: Mandel-dattel-energiekugeln (VG)
Abendessen: Gebackener Lachs in Kräuterkruste mit gedünstetem Spargel

TAG 26

Frühstück: Buchweizenpfannkuchen mit frischem obstkompott (VG)

Snack/Dessert: Griechischer Joghurt mit frischen Beeren und Honig (V)

Mittagessen: In der Pfanne gebratener Lachs mit gedünstetem Brokkoli und quinoa

Snack/Dessert: Gemischtes Beerenkompott mit griechischem Joghurt

Abendessen: Gefüllte Portobello-pilze mit quinoa (V)

TAG 27

Frühstück: Proteinreicher quinoa-brei mit Mandelmilch und Blaubeeren (VG)

Snack/Dessert: Haferflocken-rosinen-kekse (V)

Mittagessen: Brokkoli, Karotten und Tofu gebraten (VG)

Snack/Dessert: Gebackene Birnen mit Honig und Zimt (V)

Abendessen: Gebackenes Hähnchen mit gedünstetem Rosenkohl und braunem reis

TAG 28

Frühstück: Mandel-kokos-granola mit griechischem Joghurt (V)

Snack/Dessert: Blaubeer-chia-samen-pudding (VG)

Mittagessen: Hühner- und Gemüsespiesse

Snack/Dessert: Gegrillte Pfirsiche mit griechischem Joghurt (V)

Abendessen: Nudeln mit Garnelen und Zucchini (zoodles)

WÖCHENTLICHE EINKAUFSLISTE

WOCHE 1

Obst und Gemüse (je 5): Bananen, Blaubeeren, Spargel, Pfirsiche, Äpfel, Spinat, Süßkartoffeln, Auberginen, Karotten, Gurken, Avocados, Paprikaschoten
Eiweiß (je 4 / Eier 1 Dutzend): Lachs, Pute, Huhn, Eier, Garnelen, Jakobsmuscheln, griechischer Joghurt
Körner (je 1 Packung): Haferflocken, brauner Reis, Quinoa, Vollkorntoast
Nüsse und Samen (je 1 Packung): Mandeln, Chia-Samen, Mandelbutter
Hülsenfrüchte (je 1 Dose): Hummus, Schwarze Bohnen, Linsen
Öle (1 Flasche): Olivenöl
Sonstiges (je 1 Packung): Mandelmilch, Edamame, Sushi-Rollen

WOCHE 2

Obst und Gemüse (je 5): Bananen, Blaubeeren, Spargel, Pfirsiche, Äpfel, Spinat, Süßkartoffeln, Auberginen, Karotten, Gurken, Avocados, Paprikaschoten
Eiweiß (je 4 / Eier 1 Dutzend): Pute, Huhn, Eier, Garnelen, griechischer Joghurt
Körner (je 1 Packung): Haferflocken, brauner Reis, Quinoa, Vollkorntoast, Vollkornbrötchen
Nüsse und Samen (je 1 Packung): Mandeln, Chia-Samen, Mandelbutter
Kräuter & Gewürze (je 1 Flasche): Honig, Zimt
Hülsenfrüchte (je 1 Dose): Hummus, Schwarze Bohnen
Öle (1 Flasche): Olivenöl
Sonstiges (je 1 Packung): Mandelmilch, Edamame, Sushi-Rollen

WOCHE 3

Obst und Gemüse (je 5): Bananen, Blaubeeren, Spargel, Pfirsiche, Äpfel, Spinat, Süßkartoffeln, Auberginen, Karotten, Gurken, Avocados, Paprikaschoten
Eiweiß (je 4 / Eier 1 Dutzend): Truthahn, Huhn, Eier, Shrimps, griechischer Joghurt
Körner (je 1 Packung): Haferflocken, brauner Reis, Quinoa, Vollkorntoast, Vollkornnudeln
Nüsse und Samen (je 1 Packung): Mandeln, Chia-Samen, Mandelbutter
Kräuter & Gewürze (je 1 Flasche): Honig, Zimt
Hülsenfrüchte (je 1 Dose): Hummus, Schwarze Bohnen, Kichererbsen
Öle (1 Flasche): Olivenöl
Sonstiges (je 1 Packung): Mandelmilch, Edamame, Sushi-Rollen, Grünkohlchips

WOCHE 4

Obst und Gemüse (je 5): Bananen, Heidelbeeren, Spargel, Pfirsiche, Äpfel, Spinat, Süßkartoffeln, Auberginen, Karotten, Gurken, Avocados, Paprika, Brokkoli
Eiweiß (je 4 / Eier 1 Dutzend): Truthahn, Huhn, Eier, Garnele, Lachs, griechischer Joghurt
Körner (je 1 Packung): Haferflocken, brauner Reis, Quinoa, Vollkorntoast, Vollkornnudeln
Nüsse und Samen (je 1 Packung): Mandeln, Chia-Samen, Mandelbutter
Kräuter & Gewürze (je 1 Flasche): Honig, Zimt
Hülsenfrüchte (je 1 Dose): Hummus, Schwarze Bohnen, Kichererbsen, Tofu
Öle (1 Flasche): Olivenöl
Sonstiges (je 1 Packung): Mandelmilch, Edamame, Sushi-Rollen, Grünkohlchips

APPENDIX

Das Lesen und Verstehen von Lebensmitteletiketten ist für jeden, der mit saurem Reflux oder GERD zu kämpfen hat, eine wichtige Fähigkeit. Lebensmitteletiketten geben Aufschluss über den Nährstoffgehalt eines Produkts und helfen Ihnen so, fundierte Entscheidungen über Ihre Ernährung zu treffen und Ihre Symptome wirksam zu behandeln.

- **Portionsgröße**: Das Erste, was Sie auf einem Lebensmitteletikett überprüfen sollten, ist die Portionsgröße. Alle Nährwertangaben auf dem Etikett beruhen auf dieser Menge. Beachten Sie, dass die Portion, die Sie essen, nicht immer mit der auf der Verpackung angegebenen Portionsgröße übereinstimmt.
- **Kalorien**: Auch wenn die Kalorienzahl keinen direkten Einfluss auf den sauren Reflux hat, kann ein gesundes Gewicht die Symptome verringern. Achten Sie auf die Kalorien, die Sie zu sich nehmen, insbesondere bei fettreichen Lebensmitteln, die Reflux auslösen können.
- **Nährstoffgehalt**: Achten Sie genau auf die auf dem Etikett angegebenen Mengen an Fett, Natrium und Ballaststoffen. Lebensmittel mit hohem Fett- oder Natriumgehalt können den sauren Reflux verschlimmern, während Lebensmittel mit vielen Ballaststoffen die Verdauung verbessern können.
  - *Gesamtfettgehalt*: Achten Sie auf Lebensmittel, die wenig gesättigte und Transfette enthalten. Gesunde Fette (einfach und mehrfach ungesättigt) sind die bessere Wahl, sollten aber dennoch in Maßen verzehrt werden.
  - *Natrium*: Eine natriumreiche Ernährung kann zu Blähungen beitragen, einem Risikofaktor für sauren Reflux. Versuchen Sie, Ihre tägliche Natriumaufnahme unter 2300 mg zu halten.
  - *Ballaststoffe*: Ballaststoffe können die Verdauung fördern und helfen, den sauren Reflux zu kontrollieren. Achten Sie auf mindestens 25-30 Gramm Ballaststoffe pro Tag.
  - *Zutatenliste*: Die Zutaten werden in der Reihenfolge ihres Gewichts im Produkt aufgelistet, vom größten zum kleinsten Anteil. Achten Sie auf Lebensmittel, bei denen Vollwertkost an erster Stelle steht, und meiden Sie solche mit langen Listen künstlicher Zutaten.
  - *Gesundheitsbezogene Angaben*: Seien Sie vorsichtig bei gesundheitsbezogenen Angaben wie "fettarm" oder "ohne Zuckerzusatz". Diese Angaben klingen zwar gesund, können aber manchmal irreführend sein. Ein fettarmes Lebensmittel kann zum Beispiel immer noch viele Kalorien oder Zucker enthalten.
  - *Informationen über Allergene*: Viele Menschen mit saurem Reflux reagieren auch empfindlich auf bestimmte Lebensmittelallergene. Überprüfen Sie immer die Allergeninformationen, um Zutaten zu vermeiden, auf die Sie empfindlich reagieren.

Das Verstehen von Lebensmitteletiketten kann einige Zeit und Übung erfordern, aber es ist eine wichtige Fähigkeit, um Ihre Ernährung zu steuern und sich im Lebensmittelgeschäft sicher zu bewegen. Nutzen Sie diese Informationen, um Lebensmittel auszuwählen, die Ihren Ernährungszielen entsprechen und eine bessere Kontrolle Ihrer sauren Refluxsymptome ermöglichen.

	TRIGGER-NAHRUNGSMITTEL	GESÜNDERE ERSATZPRODUKTE
1	Rotes Fleisch	Mageres Fleisch (Truthahn, Huhn)
2	Scharfe Gewürze (Chili, Cayenne)	Milde Gewürze/Kräuter (Oregano, Thymian, Petersilie)
3	Zitrusfrüchte (Orangen, Zitronen, Grapefruit)	Melonen, Bananen, Birnen
4	Lebensmittel auf Tomatenbasis (Tomatensauce, Salsa)	Nicht-Tomatensaucen (Olivenöl- und Knoblauchsauce)
5	Koffeinhaltige Getränke (Kaffee, schwarzer Tee)	Kräutertees, entkoffeinierter Kaffee
6	Schokolade (insbesondere Milchschokolade)	Johannisbrot oder eine kleine Portion dunkler Schokolade
7	Alkohol (Wein, Bier, Spirituosen)	Alkoholfreie Getränke, Kräutertees, Wasser mit Fruchtzusatz
8	Kohlensäurehaltige Getränke (Limonade, kohlensäurehaltiges Wasser)	Stilles Wasser, Kräutertees
9	Fettreiche Molkereiprodukte (Vollmilch, Käse, Sahne)	Fettreduzierte oder milchfreie Alternativen
10	Frittierte Lebensmittel (Brathähnchen, Pommes frites)	Gebackene oder gegrillte Versionen dieser Lebensmittel

KATEGORIE	LEBENSMITTEL ZUM GENIESSEN
Früchte	Bananen, Melonen (Wassermelone, Cantaloupe, Honigtau), Äpfel, Birnen
Gemüse	Grünes Blattgemüse, Gurken, Erbsen, Brokkoli, Karotten, Kartoffeln, Süßkartoffeln
Eiweiß	Mageres Fleisch (Huhn, Truthahn), Fisch, Eier, Tofu, Hülsenfrüchte (Linsen, Kichererbsen, Bohnen)
Vollkorn	Brauner Reis, Quinoa, Hafer, Vollkornbrot, Vollkornnudeln
Milchprodukte	Fettarme oder fettfreie Milchprodukte (Milch, Käse, Joghurt)
Fette	Olivenöl, Avocado, Kerne und Nüsse
Getränke	Kräutertees (nicht Minze), Wasser, Nicht-Zitrussäfte (Apfel, Birne)
Kräuter und Gewürze	Frische Kräuter (außer Pfefferminze und Krauseminze), Zimt, Kardamom, Ingwer, Kurkuma, Fenchel
Knabbereien	Vollkorncracker, Reiswaffeln, Bananen, Melonen, Karotten- und Selleriestangen

KATEGORIE	ZU VERMEIDENDE LEBENSMITTEL
Früchte	Zitrusfrüchte (Orangen, Grapefruits, Zitronen, Limetten), Ananas, Tomaten
Gemüse	Zwiebeln, Knoblauch, Tomaten, Paprika
Eiweiß	Fettreiche Fleischsorten (Rind, Schwein), gebratene oder panierte Proteine, Vollfett-Milchprodukte
Körner	Weißbrot, Weißreis, raffinierte Nudeln, zuckerhaltige Getreideprodukte
Molkereiprodukte	Vollfett-Milchprodukte (Milch, Käse, Joghurt), Eiscreme, Butter
Fette	Transfette, Gesättigte Fette, Frittierte Lebensmittel, Cremige/ölige Soßen
Getränke	Kaffee, Kohlensäurehaltige Getränke, Alkohol, Zitrussäfte, Tomatensaft
Kräuter und Gewürze	Schwarzer Pfeffer, Chilipulver, Senf, Essig, Minze und Pfefferminz
Knabbereien	Fettreiche Snacks (Chips, Pommes frites), Schokolade, Pfefferminz

BONUS: 7 SPEISEPLÄNE FÜR BESONDERE ANLÄSSE

MENÜPLAN 1: ELEGANTES MEERESFRÜCHTE-DINNER

- **Vorspeise:** Hausgemachter Hummus mit Karottenstiften (VG)
- **Hauptgericht:** Gebratene Jakobsmuscheln mit Spinat und Süßkartoffeln
- **Nachspeise:** Kokosnuss-Reispudding (VG)
- **Getränk:** Cremiger Avocado- und Spinat-Smoothie (VG)

MAHLZEITENPLAN 2: SCHMACKHAFTER ASIATISCHER EINFLUSS

- **Vorspeise:** Gurken- und Avocado-Sushi-Rollen (VG) oder gebackene Grünkohlchips (VG)
- **Hauptgericht:** Gebratener Brokkoli, Karotten und Tofu (VG) oder Krabbenpfanne mit Quinoa und Brokkoli
- **Nachspeise:** Mandel-Dattel-Energiekugeln (VG) oder Kokosnussmilch-Panna Cotta (V)
- **Getränk:** Cremiger Avocado- und Spinat-Smoothie (VG) oder Cremiger Beeren-Smoothie (VG)

MAHLZEITENPLAN 3: GESUND UND SÄTTIGEND

- **Vorspeise:** Im Ofen geröstete Kichererbsen (VG) oder Griechischer Joghurt mit Honig und Nüssen (V)
- **Hauptgericht:** Vollkorn-Wrap mit Truthahn und Spinat oder gesundes Sandwich mit Truthahn und Avocado
- **Nachspeise:** Mandelbutterkekse (V) oder gebackene Haferflocken mit Apfel-Zimt (V)
- **Getränk:** Banane und Mandelmilch-Smoothie (VG) oder Kokoswasser und Beeren-Smoothie (VG)

MAHLZEITENPLAN 4: GESUND UND NAHRHAFT

- **Vorspeise:** Gedämpfte Edamame (VG) oder hausgemachter Hummus mit Karottenstiften (VG)
- **Hauptgericht:** Quinoa-Salat mit geröstetem Gemüse und Avocado-Dressing (VG) oder Hähnchen-Gemüse-Kabobs
- **Nachspeise:** Blaubeer-Chia-Samen-Pudding (VG) oder Gebackene Birnen mit Honig und Zimt (V)
- **Getränk:** Fenchelsamen-Tee (VG) oder Apfel-Karotten-Saft (VG)

SPEISEPLAN 5: VEGAN DELIGHT

- **Vorspeise:** Im Ofen geröstete Kichererbsen (VG) oder Gurken-Avocado-Sushi-Rollen (VG)
- **Hauptgericht:** Gefüllte Süßkartoffeln (VG) oder Gefüllte Paprikaschoten mit Quinoa und Gemüse (VG)
- **Nachspeise:** Blaubeer-Chia-Samen-Pudding (VG) oder Mandel-Dattel-Energiekugeln (VG)
- **Getränk:** Apfel- und Karottensaft (VG) oder Kokosnusswasser und Beeren-Smoothie (VG)

MAHLZEITENPLAN 6: MEDITERRANE KÖSTLICHKEITEN

- **Vorspeise:** Hausgemachter Hummus mit Karottenstiften (VG) oder gedämpfte Edamame (VG)
- **Hauptgericht:** Gegrilltes Hähnchen und Quinoa-Salat oder gegrillte Thunfischsteaks mit Gurkensalat
- **Dessert:** Frischer Obstsalat mit Honig beträufelt (VG) oder gemischtes Beerenkompott mit griechischem Joghurt
- **Getränk:** Ingwerwasser (VG) oder Apfel-Karottensaft (VG)

ESSENSPLAN 7: SOMMER-GRILLFEST

- **Vorspeise:** Gegrillte Garnelenspieße oder gegrillte Hähnchenspieße
- **Hauptgericht:** Gegrillte Thunfischsteaks mit Gurkensalat oder gegrillte Garnelenspieße nach Cajun-Art
- **Nachspeisen:** Gegrillte Pfirsiche mit griechischem Joghurt (V) oder Kokosnuss-Milchreis (VG)
- **Getränke:** Frischer Frucht-Smoothie (VG) oder Cremiger Avocado- und Spinat-Smoothie (VG)

SCHLUSSFOLGERUNG

Wissen, so heißt es oft, ist Macht. Für diejenigen, die mit saurem Reflux leben, hat dieses Sprichwort großes Gewicht. Wenn man das Wesen des sauren Refluxes, seine Auslöser und die Strategien zu seiner Bewältigung versteht, kann man die Kontrolle über seine Erkrankung übernehmen und seine Lebensqualität verbessern. Wenn Sie mit den richtigen Informationen ausgestattet sind, sind Sie besser in der Lage, Entscheidungen zu treffen, die tiefgreifende Auswirkungen auf Ihre Gesundheit und Ihr Wohlbefinden haben können.

Wie wir in diesem Buch erfahren haben, ist saurer Reflux eine Erkrankung, die stark von der Ernährung und dem Lebensstil beeinflusst werden kann. Wenn man zum Beispiel weiß, welche Lebensmittel die Symptome auslösen und welche eher refluxfreundlich sind, können Betroffene ihre Ernährung so anpassen, dass die Beschwerden minimiert und eine gesündere Verdauung gefördert werden. Dadurch können Sie eine aktive Rolle bei der Bewältigung Ihrer Erkrankung übernehmen, anstatt sich hilflos oder den Symptomen ausgeliefert zu fühlen.

Die Rolle von Lebensstilfaktoren wie Stress und Bewegung bei saurem Reflux zu verstehen, ist ein weiterer wichtiger Teil des Puzzles. Mit diesem Wissen können Sie einen ausgewogenen Lebensstil entwickeln, der die Gesundheit Ihres Verdauungssystems unterstützt und die Häufigkeit und Schwere von Sodbrennen verringert. Sie reagieren nicht mehr nur auf die Symptome, wenn sie auftreten, sondern gestalten Ihr Leben proaktiv, um sie von vornherein zu vermeiden.

Die Aufklärung über sauren Reflux geht jedoch über die Selbstbehandlung hinaus. Sie ist auch wichtig, um produktivere Gespräche mit medizinischem Fachpersonal zu führen. Wenn Sie Ihre Erkrankung und deren Auswirkungen auf Sie gut kennen, können Sie besser mit Ihrem Arzt, Ernährungsberater oder anderen Gesundheitsberatern kommunizieren. Dieses gemeinsame Verständnis kann zu einem individuelleren Behandlungsansatz führen, der Ihre Fähigkeit zur Bewältigung und Linderung der Symptome weiter verbessert.

Außerdem macht Wissen Hoffnung. Es zeigt Ihnen, dass saurer Reflux kein unüberwindbares Hindernis ist, sondern eine Erkrankung, die mit den richtigen Mitteln in den Griff zu bekommen ist. Diese Erkenntnis kann dazu beitragen, die Perspektive von Verzweiflung und Frustration in eine Perspektive der Fähigkeit und Kontrolle zu ändern. Sie werden nicht durch Ihren sauren Reflux definiert; er ist einfach etwas, das Sie haben, nicht das, was Sie sind.

Denken Sie jedoch daran, dass Wissen allein nicht ausreicht - es muss mit Handeln verbunden sein. Das Verständnis der Ursachen und Behandlungsmöglichkeiten für sauren Reflux ist nur der erste Schritt. Die Anwendung dieses Wissens durch die Umsetzung der in diesem Buch besprochenen Ernährungsumstellungen, Lebensstilanpassungen und Stressbewältigungstechniken ist der Punkt, an dem die wirkliche Veränderung stattfindet.

Empowerment durch Wissen bedeutet, dass Sie die Verantwortung für Ihren sauren Reflux übernehmen und fundierte Entscheidungen über Ihre Gesundheit treffen. Es geht darum zu erkennen, dass Sie die Macht haben, Ihren Zustand zu beeinflussen und Ihre Lebensqualität zu verbessern. Mit dem Wissen ausgestattet, können Sie dem sauren Reflux nicht mit Angst oder Resignation, sondern mit Zuversicht und Entschlossenheit begegnen.

Es ist eine Reise, und wie jede Reise beginnt, sie mit einem einzigen Schritt. Das Wissen, das Sie aus diesem Buch gewonnen haben, ist dieser erste Schritt. Der nächste Schritt liegt bei Ihnen: Sie müssen das Gelernte anwenden, die notwendigen Veränderungen vornehmen und die Kontrolle über Ihre Gesundheit übernehmen. Denken Sie daran, dass es nicht nur darum geht, mit saurem Reflux zu überleben, sondern auch darum, trotz Reflux zu gedeihen. Und mit der Kraft des Wissens sind Sie auf dem besten Weg dorthin.

Sich auf den Weg zu einem Leben ohne sauren Reflux zu machen, kann entmutigend erscheinen. Die Tatsache, dass Sie diesen Punkt im Buch erreicht haben, bedeutet jedoch, dass Sie bereits große Fortschritte gemacht haben. Sie haben sich mit dem Wissen ausgestattet, das Sie brauchen, um Ihre Erkrankung zu verstehen und zu wissen, wie Sie sie in den Griff bekommen können. Jetzt beginnt die eigentliche Reise - die Reise der Anwendung, Anpassung und Veränderung.

Ein Leben ohne sauren Reflux bedeutet nicht, dass Sie auf Geschmack, Abwechslung und Freude am Essen verzichten müssen. Es erfordert keine strengen Einschränkungen, die gesellige Zusammenkünfte oder Restaurantbesuche zu einer Qual machen. Vielmehr geht es darum, bewusste Entscheidungen zu treffen, die Ihr allgemeines Wohlbefinden fördern, ohne dass Sie auf die Freude am Essen verzichten müssen, die es Ihnen bringen kann.

Der Schlüssel zum Umgang mit saurem Reflux liegt darin, seine persönlichen Auslöser zu verstehen. Denken Sie daran, dass jeder Mensch seine eigene Erfahrung mit saurem Reflux macht. Die Lebensmittel und Lebensstilfaktoren, die bei Ihnen die Symptome auslösen, sind möglicherweise nicht dieselben, die bei anderen Menschen auftreten. Wenn Sie Ihre Ernährung umstellen, sollten Sie genau darauf achten, wie Ihr Körper reagiert. So können Sie Ihr Vorgehen auf Ihre individuellen Bedürfnisse abstimmen.

Auch bei der Umstellung der Lebensweise geht es nicht um radikale Veränderungen, die auf Dauer nicht tragbar sind. Es geht um kleine, allmähliche Anpassungen, die sich erheblich auf Ihre Symptome auswirken können. Dies könnte bedeuten, dass Sie leichte sportliche Aktivitäten in Ihre Routine einbauen, Ihre Schlafgewohnheiten ändern oder Techniken zur Stressbewältigung erproben. Wie bei einer Ernährungsumstellung ist es wichtig, auf Ihren Körper zu hören und Ihre Vorgehensweise an Ihre persönlichen Erfahrungen und Ihr Wohlbefinden anzupassen.

Es ist wichtig, daran zu denken, dass die Fortschritte nicht immer linear sind. Es kann Tage geben, an denen sich Ihre Symptome trotz aller Bemühungen zu verschlimmern scheinen. Das ist kein Zeichen von Versagen, sondern ein Teil des Weges. Wichtig ist, dass Sie geduldig mit sich selbst bleiben, aus diesen Erfahrungen lernen und Ihre Vorgehensweise gegebenenfalls anpassen.

Eine offene Kommunikation mit Ihrem medizinischen Betreuer ist auf diesem Weg unerlässlich. Er kann Ihnen wertvolle Ratschläge geben, Ihre Fragen beantworten und Sie bei der Bewältigung der Herausforderungen des sauren Refluxes unterstützen. Zögern Sie nicht, sich an Ihren Arzt zu wenden, wenn Sie Probleme haben oder sich über einen Aspekt Ihres Behandlungsplans unsicher sind.

Letztlich geht es bei dieser Reise um Selbstbestimmung. Es geht darum, die Kontrolle über Ihre Gesundheit zu übernehmen und nicht zuzulassen, dass der saure Reflux die Bedingungen Ihres Lebens diktiert. Es geht darum zu verstehen, dass saurer Reflux zwar ein Teil Ihres Lebens ist, Sie aber nicht definiert. Mit dem Wissen und den Werkzeugen, die Sie in diesem Buch erhalten haben, sind Sie gut gerüstet, um diese Reise zu meistern. Sie sind nicht länger ein passiver Leidtragender von saurem Reflux; Sie sind ein aktiver Teilnehmer an Ihrer Gesundheit.

Wenn Sie dieses neue Kapitel in Angriff nehmen, denken Sie daran, jeden noch so kleinen Sieg zu feiern. Jede Mahlzeit, die Sie ohne Beschwerden zu sich nehmen, jede Nacht mit erholsamem Schlaf, jeder Tag, an dem der saure Reflux in den Hintergrund rückt - das sind Meilensteine, die es wert sind, anerkannt zu werden.

Ihre Reise zu einem Leben ohne sauren Reflux hat gerade erst begonnen. Es wird nicht immer einfach sein, aber es wird sich lohnen. Sie sind nicht allein auf dieser Reise, und mit jedem Schritt, den Sie machen, kommen Sie einem gesünderen, glücklicheren und angenehmeren Leben näher. Vertrauen Sie auf Ihren Weg, glauben Sie an Ihre Widerstandsfähigkeit und gehen Sie mit der Zuversicht voran, dass Sie trotz saurem Reflux zurechtkommen und erfolgreich sein können.

SCANNEN SIE DEN QR-CODE HOLEN SIE SICH JETZT IHREN BONUS!

Oder kopieren und fügen Sie den folgenden Link ein:

https://pietrofiore.aweb.page/p/ed9ea854-479b-42fa-a0ee-28c64a060bfd